CBT 対策と演習
医薬品化学

薬学教育研究会　編集

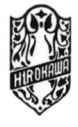

東京　廣川書店　発行

医薬品化学

CBT 対策と演習

編集 越前宏俊・鈴木 洋

南江堂

本シリーズ発刊の趣旨

　本シリーズは，CBTに対応できる最低限の基礎学力の養成をめざした問題集であり，予想問題集ではない．

　CBTでは平均解答時間は1問1分とされているが，解答時間が1分以上長くかかるもの，あるいは出題形式としては好ましくない"誤りを選ぶもの"も例外的に含まれている．これは，限られた紙面の中で，できるだけ多くの基本事項をより広く応用できるよう目指して作題されたからである．

　CBTの対策と演習という観点から，やや難解な問題も含むが，将来に向かって十分対応できるように，じっくりと学んでいただきたい．

まえがき

　薬学教育 6 年制の特色は，半年間に及ぶ実務実習であるが，この実務実習を受ける前に共用試験の評価を経なければならない．特に，共用試験の一つである CBT では「薬学教育モデル・コアカリキュラム」に示された具体的な内容の到達目標（SBO）に沿って出題される．そのために，本書は「医薬品化学」の分野の対策と演習を意図して編集したものである．

　本書では，コアカリキュラムに提示された項目のうち，医薬品化学に該当する C6 の「生体分子・医薬品を化学で理解する」と C17 の「医薬品の開発と生産」について演習問題を作成した．この分野は，これまでの薬剤師国家試験に出題されることが少なく，いわゆる過去問と呼ばれる問題もほとんどない．

　このような現状に，本書では，コアカリキュラムの C6 と C17 の内容に準拠して編集された教科書「NEW 医薬品化学」（廣川書店）の内容を十分に理解しているかどうかを問う問題を新たに作成し，CBT に対応できるようにした．本書の構成と特色を以下に示した．

1) 問題は CBT 形式の五者択一方式とした．
2) コアカリキュラムの到達目標ごとに問題を示し，その問題ごとにできるだけ理解しやすいように解法の「解説」を付した．
3) 問題に関連する内容，あるいは直接問題に含まれない重要な内容は「重要事項」として必要に応じて記述した．
4) CBT の出題範囲から除外されている△印の付された到達目標であっても，医薬品化学の構成上，あるいは他の到達目標を理解するのに重要と考えられる到達目標については，問題と解説を付した．

　本書を利用するに当たって，読者には最初に到達目標をしっかり頭に入れた上で，問題を解き，その後に順次「解説」，「重要事項」を読み進む手順で学習すれば，理解が深まり，本書だけで医薬品化学の分野全体を把握できるものと思う．もし，解説のみで十分理解できない場合，あるいはさらに詳細に知りたい場合には，上記「NEW 医薬品化学」を読み解いていただければ幸いである．

　最後に，本書の出版を企画された廣川書店社長廣川節男氏，常務廣川典子氏，

ならびに編集，執筆に際して大変お世話になった野呂嘉昭氏，荻原弘子氏に厚く御礼申し上げる．

平成 21 年 9 月

薬学教育研究会

目　次

第1章　生体分子のコアとパーツ …………………………………… *1*

1.1　生体分子の化学構造　1
　1.1.1　タンパク質　1
　1.1.2　糖　類　5
　1.1.3　糖タンパク質　9
　1.1.4　核　酸　11
　1.1.5　脂　質　14
　確認問題　17

1.2　生体内で機能する複素環　19
　1.2.1　生体内に存在する複素環　19
　1.2.2　核酸塩基　22
　確認問題　24

1.3　生体内で機能する錯体・無機化合物　26
　1.3.1　金属イオンと錯体の機能　26
　1.3.2　活性酸素の電子構造と性質　28
　1.3.3　一酸化窒素の電子構造と性質　31
　確認問題　32

1.4　化学から観る生体ダイナミクス　34
　1.4.1　酵素活性中心の構造的特徴　34
　1.4.2　酵素の分子作用機序　35
　1.4.3　タンパク質のリン酸化　37

第2章　医薬品のコアとパーツ …………………………………… *39*

2.1　医薬品のコンポーネント　39

    2.1.1　医薬品のコア構造（ファーマコフォア）　39
    確認問題　41
    2.1.2　官能基の役割　42
    確認問題　44
2.2　医薬品に含まれる複素環　45
    2.2.1　医薬品に含まれる複素環　45
    確認問題　47
    2.2.2　複素環の基本構造　47
    確認問題　52
    2.2.3　芳香族複素環化合物の性質　52
    確認問題　54
    2.2.4　芳香族複素環の求電子試薬に対する反応性　55
    確認問題　59
    2.2.5　芳香族複素環の求核試薬に対する反応性　59
    確認問題　63
2.3　医薬品と生体高分子　65
    2.3.1　非共有結合的に相互作用しうる官能基　65
    2.3.2　共有結合しうる官能基　70
    確認問題　76
2.4　生体分子を模倣した医薬品　77
    2.4.1　カテコールアミン　77
    確認問題　85
    2.4.2　アセチルコリン　86
    確認問題　93
    2.4.3　ステロイド　94
    確認問題　99
    2.4.4　核酸代謝拮抗物質　100
    2.4.5　ペプチド　103
    確認問題　106
    2.4.6　オータコイド　107
    確認問題　111
2.5　生体内分子と反応する医薬品　112

2.5.1　アルキル化剤と DNA 塩基との反応　112
　2.5.2　インターカレーターの作用機序　115
　2.5.3　β-ラクタムをもつ医薬品の作用機序　118
　確認問題　122

第 3 章　医薬品の創製 …………………………………………… *125*

3.1　医薬品創製　125
　3.1.1　医薬品創製の歴史　125
　3.1.2　リード化合物の創製　129
3.2　標的生体分子との相互作用　131
　3.2.1　標的生体分子　131
　3.2.2　酵素，受容体，イオンチャネルとの相互作用　134
　3.2.3　アゴニストとアンタゴニスト　144
　3.2.4　立体異性体と生物活性　147
3.3　スクリーニング　150
　3.3.1　探索方法としてのスクリーニングの分類　150
　3.3.2　スクリーニング化合物の起源　152
　確認問題　152
3.4　バイオ医薬品とゲノム情報　154
　3.4.1　組換え体医薬品　154
　3.4.2　遺伝子治療と再生医療　157

第 4 章　医薬品開発と生産 ……………………………………… *159*

4.1　医薬品開発のコンセプト　159
　4.1.1　医薬品開発計画時の考慮すべき因子　159
　4.1.2　日本の疾病の特徴（動向・売上高）　160
　4.1.3　非臨床試験（前臨床試験）の目的と概要　162
　4.1.4　医薬品の製造と品質管理（環境保全を含む）　163
　4.1.5　薬価と特許　165
　4.1.6　ジェネリック医薬品　167

4.1.7　オーファンドラッグ　　168
　確認問題　　169
4.2　薬害と規範　　172
　4.2.1　薬害の概要　　172
　4.2.2　規　範　　174

第5章　臨床試験（治験）と承認　……………………………………177

5.1　治験の意義と業務　　177
　5.1.1　治験の意義（目的）と倫理　　177
　5.1.2　治験の役割（GCP）と実施概要　　178
　5.1.3　治験（Phase I, II, III）の種類と内容　　180
　5.1.4　治験業務組織の役割と責任　　182
5.2　医薬品の承認　　184
　5.2.1　承認申請のプロセス　　184
　5.2.2　市販後調査　　184

索　引　………………………………………………………………………187

本書とコアカリキュラム到達目標（SBO）対照表

C－6 生体分子・医薬品を化学で理解する

項目		到達目標	章・節番号
生体分子のコアとパーツ	生体分子の化学構造	1. タンパク質の高次構造を規定する結合（アミド基間の水素結合，ジスルフィド結合など）および相互作用について説明できる．	1.1.1
		2. 糖および多糖類の基本構造を概説できる．	1.1.2
		3. 糖とタンパク質の代表的な結合様式を示すことができる．	1.1.3
		4. 核酸の立体構造を規定する化学結合，相互作用について説明できる．	1.1.4
		5. 生体膜を構成する脂質の化学構造の特徴を説明できる．	1.1.5
	生体内で機能する複素環	1. 生体内に存在する代表的な複素環化合物を列挙し，構造式を書くことができる．	1.2.1
		2. 核酸塩基の構造を書き，水素結合を形成する位置を示すことができる．	1.2.2
		3. 複素環を含む代表的な補酵素（フラビン，NAD，チアミン，ピリドキサール，葉酸など）の機能を化学反応性と関連させて説明できる．	1.2.1
	生体内で機能する錯体・無機化合物	1. 生体内に存在する代表的な金属イオンおよび錯体の機能について説明できる．	1.3.1
		2. 活性酸素の構造，電子配置と性質を説明できる．	1.3.2
		3. 一酸化窒素の電子配置と性質を説明できる．	1.3.3
	化学から観る生体ダイナミクス	1. 代表的な酵素の基質結合部位が有する構造上の特徴を具体例を挙げて説明できる．	1.4.1
		2. 代表的な酵素（キモトリプシン，リボヌクレアーゼなど）の作用機構を分子レベルで説明できる．	1.4.2
		3. タンパク質リン酸化における ATP の役割を化学的に説明できる．	1.4.3
	医薬品のコンポーネント	1. 代表的な医薬品のコア構造（ファーマコフォア）を指摘し，分類できる．	2.1.1
		2. 医薬品に含まれる代表的な官能基を，その性質によって分類し，医薬品の効果と結びつけて説明できる．	2.1.2
	医薬品に含まれる複素環	1. 医薬品として複素環化合物が繁用される根拠を説明できる．	2.2.1
		2. 医薬品に含まれる代表的な複素環化合物を指摘し，分類することができる．	2.2.2

医薬品のコアとパーツ		3. 代表的な芳香族複素環化合物の性質を芳香族性と関連づけて説明できる．	2.2.3
		4. 代表的芳香族複素環の求電子試薬に対する反応性および配向性について説明できる．	2.2.4
		5. 代表的芳香族複素環の求核試薬に対する反応性および配向性について説明できる．	2.2.5
	医薬品と生体高分子	1. 生体高分子と非共有結合的に相互作用しうる官能基を列挙できる．	2.3.1
		2. 生体高分子と共有結合で相互作用しうる官能基を列挙できる．	2.3.2
		3. 分子模型，コンピューターソフトなどを用いて化学物質の立体構造を示すことができる．（技能）	—
	生体分子を模倣した医薬品	1. カテコールアミンアナログの医薬品を列挙し，それらの化学構造を比較できる．	2.4.1
		2. アセチルコリンアナログの医薬品を列挙し，それらの化学構造を比較できる．	2.4.2
		3. ステロイドアナログの医薬品を列挙し，それらの化学構造を比較できる．	2.4.3
		4. 核酸アナログの医薬品を列挙し，それらの化学構造を比較できる．	2.4.4
		5. ペプチドアナログの医薬品を列挙し，それらの化学構造を比較できる．	2.4.5
	生体内分子と反応する医薬品	1. アルキル化剤とDNA塩基の反応を説明できる．	2.5.1
		2. インターカレーターの作用機序を図示し，説明できる．	2.5.2
		3. β-ラクタムをもつ医薬品の作用機序を化学的に説明できる．	2.5.3

C − 17　医薬品の開発と生産

項目	到達目標	章・節番号
医薬品開発のコンセプト	1. 医薬品開発を計画する際に考慮すべき因子を列挙できる．	4.1.1
	2. 疾病統計により示される日本の疾病の特徴について説明できる．	4.1.2
医薬品市場と開発すべき医薬品	1. 医療用医薬品で日本市場および世界市場での売上高上位の医薬品を列挙できる．	4.1.2
	2. 新規医薬品の価格を決定する要因について概説できる．	4.1.5
	3. ジェネリック医薬品の役割について概説できる．	4.1.6
	4. 希少疾病に対する医薬品（オーファンドラッグ）開発の重要性について説明できる．	4.1.7

医薬品開発と生産の流れ	非臨床試験	1. 非臨床試験の目的と実施概要を説明できる.	4.1.3
	医薬品の承認	1. 臨床試験の目的と実施概要を説明できる. 2. 医薬品の販売承認申請から，承認までのプロセスを説明できる. 3. 市販後調査の制度とその意義について説明できる. 4. 医薬品開発における国際的ハーモナイゼーション（ICH）について概説できる.	5.2.1 5.2.2
	医薬品の製造と品質管理	1. 医薬品の工業的規模での製造工程の特色を開発レベルのそれと対比させて概説できる. 2. 医薬品の品質管理の意義と，薬剤師の役割について説明できる. 3. 医薬品製造において環境保全に配慮すべき点を列挙し，その対処法を概説できる.	4.1.4 4.1.4 4.1.4
	規範	1. GLP（Good Laboratory Practice），GMP（Good Manufacturing Practice），GCP（Good Clinical Practice），GPMSP（Good Post-Marketing Surveillance Practice）の概略と意義について説明できる.	4.2.2
	特許	1. 医薬品の創製における知的財産権について概説できる.	4.1.5
	薬害	1. 代表的な薬害の例（サリドマイド，スモン，非加熱血液製剤，ソリブジンなど）について，その原因と社会的背景を説明し，これらを回避するための手段を討議する.（知識・態度）	4.2.1
リード化合物の創製と最適化	医薬品創製の歴史	1. 古典的な医薬品開発から理論的な創薬への歴史について説明できる.	3.1.1 3.1.2
	標的生体分子との相互作用	1. 医薬品開発の標的となる代表的な生体分子を列挙できる. 2. 医薬品と標的生体分子の相互作用を，具体例を挙げて立体化学的観点から説明できる. 3. 立体異性体と生物活性の関係について具体例を挙げて説明できる. 4. 医薬品の構造とアゴニスト活性，アンタゴニスト活性との関係について具体例を挙げて説明できる.	3.2.1 3.2.2 3.2.4 3.2.3
	スクリーニング	1. スクリーニングの対象となる化合物の起源について説明できる. 2. 代表的なスクリーニング法を列挙し，概説できる.	3.3.2 3.3.1

	リード化合物の最適化	1. 定量的構造活性相関のパラメーターを列挙し，その薬理活性に及ぼす効果について概説できる． 2. 生物学的等価性（バイオアイソスター）の意義について概説できる 3. 薬物動態を考慮したドラッグデザインについて概説できる	
バイオ医薬品とゲノム情報	組替え体医薬品	1. 組換え体医薬品の特色と有用性を説明できる． 2. 代表的な組換え体医薬品を列挙できる． 3. 組換え体医薬品の安全性について概説できる．	3.4.1 3.4.1 3.4.1
	遺伝子治療	1. 遺伝子治療の原理，方法と手順，現状，および倫理的問題点を概説できる．（知識・態度）	3.4.2
	細胞を利用した治療	1. 再生医療の原理，方法と手順，現状，および倫理的問題点を概説できる．（知識・態度）	3.4.2
	ゲノム情報の創薬への利用	1. ヒトゲノムの構造と多様性を説明できる． 2. バイオインフォマティクスについて概説できる． 3. 遺伝子多型（欠損，増幅）の解析に用いられる方法（ゲノミックサザンブロット法など）について概説できる． 4. ゲノム情報の創薬への利用について，創薬ターゲットの探索の代表例（イマチニブなど）を挙げ，ゲノム創薬の流れについて説明できる．	
	疾患関連遺伝子	1. 代表的な疾患（癌，糖尿病など）関連遺伝子について説明できる． 2. 疾患関連遺伝子情報の薬物療法への応用例を挙げ，概説できる．	
治験	治験の意義と業務	1. 治験に関してヘルシンキ宣言が意図するところを説明できる． 2. 医薬品創製における治験の役割を説明できる． 3. 治験（第Ⅰ，Ⅱ，およびⅢ相）の内容を説明できる． 4. 公正な治験の推進を確保するための制度を説明できる． 5. 治験における被験者の人権の保護と安全性の確保，および福祉の重要性について討議する．（態度） 6. 治験業務に携わる各組織の役割と責任を概説できる．	5.1.1 5.1.2 5.1.3 5.1.4
	治験における薬剤師の役割	1. 治験における薬剤師の役割（治験薬管理者など）を説明できる． 2. 治験コーディネーターの業務と責任を説明できる．	5.1.4

| | | 3. 治験に際し，被験者に説明すべき項目を列挙できる．
4. インフォームド・コンセントと治験情報に関する守秘義務の重要性について討議する．（態度） | |

# 生体分子のコアとパーツ

1.1 ◆ 生体分子の化学構造

1.1.1 タンパク質

到達目標 タンパク質の高次構造を規定する結合（アミド基間の水素結合，ジスルフィド結合など）および相互作用について説明できる．

問題 1.1 タンパク質の構造について，正しい記述はどれか．
1. タンパク質の一次構造とは，アミノ酸の組成のことである．
2. タンパク質中のシステインは，還元によってジスルフィド結合を形成する．
3. α-ヘリックスや β-シート構造は，アミノ酸側鎖間でのイオン結合が関与する．
4. 一般に，疎水性アミノ酸はタンパク質の内側に，親水性アミノ酸はタンパク質の外側に折りたたまれて高次構造を構築する．
5. 熱や尿素によるタンパク質の変性は，ペプチド結合の開裂によるものである．

解説
1.（誤）タンパク質の一次構造は，アミノ酸の配列をいう．
2.（誤）システインは，酸化によって二量体化してシスチンとなる．このときジスルフィド結合が形成される．ジスルフィド結合は，タンパク質の三次構造の構築に重要である．

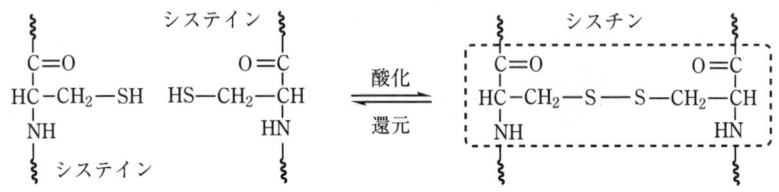

3（誤） α-ヘリックスやβ-シート構造といった特徴的な構造をタンパク質の二次構造という．この構造は，ペプチド結合間の水素結合により形成される．

4（正）

5（誤） タンパク質は熱や変性剤によって水素結合が切れて変性する．共有結合であるペプチド結合は変化しない．

正解 4

問題 1.2 球状タンパク質の内側によくみられるアミノ酸残基はどれか．
1 グルタミン酸
2 ロイシン
3 トレオニン
4 リシン
5 アルギニン

解説 グルタミン酸（カルボキシ基），トレオニン（水酸基），リシン（アミノ基），アルギニン（グアニジノ基）は，それぞれ括弧の中に示した極性の官能基をもち，親水性のアミノ酸残基である．一方，ロイシンは枝分かれしたアルキル基を側鎖にもつ疎水性アミノ酸である．球状タンパク質では，一般に水に接するタンパク質表面に親水性の側鎖をもつアミノ酸が露出し，タンパク質の内側に疎水性の側鎖をもつアミノ酸が集まる性質をもつ．これは，アミノ酸側鎖間の疎水性相互作用と関連している．

正解 2

重 要 事 項 **1) アミノ酸の構造**

アミノ酸側鎖官能基の化学的な性質は，タンパク質の立体構造の形成と深く関係している．タンパク質の構造と機能を理解するために，各アミノ酸の構造はしっかりと頭に入れておきたい．

2) タンパク質の形を規定する結合

共有結合であるジスルフィド結合，タンパク質の骨格に沿った水素結合およびタンパク質のアミノ酸側鎖間で生じる種々の非共有結合性の相互作用によって，タンパク質の全体構造が規定される．

a) 共有結合

タンパク質は，アミノ酸残基間で形成されるアミド（ペプチド）結合によって連結した高分子化合物である．また，アミド結合と同じく共有結合であるジスルフィド（S-S）結合は，タンパク質中のシステイン（Cys）2残基間の酸化反応で形成され，タンパク質三次構造の構築に関わる．

b) 非共有結合

① イオン結合：アミノ酸残基の正負の電荷による相互作用であり（例；生理的なpHで正電荷をもつLysあるいはArgと，負電荷をもつAspあるいはGlu間），イオン-双極子間の相互作用もイオン結合に含まれる．

② 水素結合：ペプチド結合の関与する水素結合は，α-ヘリックスやβ-シートといった二次構造の形成に関与する．ペプチドの側鎖官能基間，および側鎖官能基とペプチド結合で形成される場合もある．

③ 疎水性相互作用：非極性の疎水性残基は，水溶液中では水との接触面をできるだけ小さくするように互いにタンパク質の内側に寄り集まり，水分子を含まない疎水性のポケットを形成する．

④ ファンデルワールス相互作用：中性分子間に働く弱い引力であり，分子の部分どうしがぴったりと寄り添ったときに有効に働く．

3) タンパク質の高次構造

それぞれのタンパク質が示す性質は，構成するアミノ酸の種類，数，結合順序に規定されるとともに，その一次構造に基づいて形成される

高次構造に支配される.

a) 一次構造
　アミノ酸がペプチド結合によって連結する配列をいう.

b) 二次構造
　α-ヘリックス,β-シート,β-ターンなどの規則的な繰り返し構造をいう.

① α-ヘリックス:1本のタンパク質鎖が,右回りのらせん状にねじれた構造をいう.タンパク質の骨格構造であるペプチド結合中の各カルボニル酸素が,4残基離れたアミノ酸残基のアミド水素と水素結合を形成することで安定化される.

② β-シート:同一あるいは異なったタンパク質鎖が,ペプチド結合に沿ったカルボニル酸素とアミド水素との間の水素結合により,ひだを形成するように折り重なる構造.β-シート構造には,逆平行型と平行型の2通りがあるが,逆平行のほうが安定なβ-シート構造を形成できる.

c) 三次構造
　タンパク質の折りたたみによって生じるタンパク質分子全体の三次元的な構造をいう.

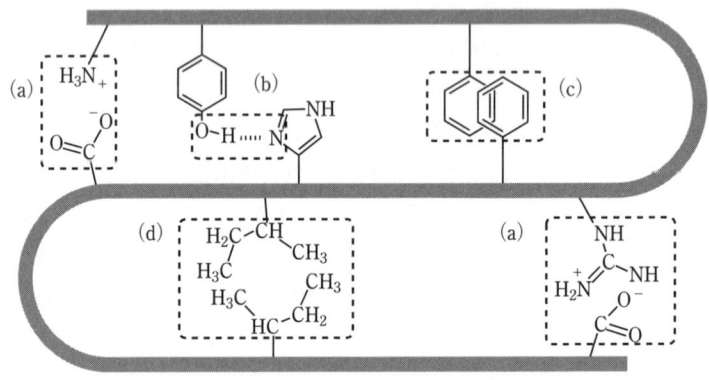

図 1.1

(a) イオン結合,(b) 水素結合,(c) ファンデルワールス相互作用,(d) 疎水性相互作用

d) 四次構造

2つ以上のタンパク質が非共有結合で会合してできる構造をいう．例として，ヘモグロビンでは，α鎖2本とβ鎖2本が会合した四量体として機能する．

1.1.2 糖類

到達目標 糖および多糖類の基本構造を概説できる．

問題1.3 Fischer投影式で示した（A）および（B）についての記述のうち，<u>誤り</u>はどれか．

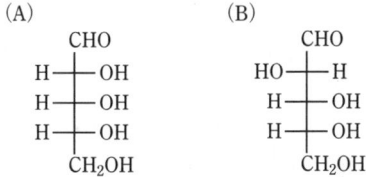

1 （A），（B）は，いずれもアルドペントースに分類される．
2 （A），（B）は，いずれもD糖である．
3 （A），（B）は，互いにジアステレオマーの関係にある．
4 （A）および（B）に水素化ホウ素ナトリウム（NaBH$_4$）を作用させると，いずれも光学不活性な化合物が得られる．
5 （A）は，リボ核酸（RNA）の構成糖である．

解説 1（正） いずれもアルデヒド基をもつ五炭糖（ペントース）である．

2（正） Fischer投影式で書いたとき，一番番号の大きな不斉炭素に付くOH基が左側の場合がL糖，右側の場合がD糖である．

3（正） エナンチオマーは鏡像体と呼ばれ，すべての不斉炭素に付く官能基がミラーイメージとなる．この問題の場合，2位の不斉炭素に付く原子，原子団が逆であり，ジアステレオマーの関係である．

4（誤） いずれの場合もCHO基が還元されたアルジトールが得ら

れる．(A)からのアルジトールは，分子内に対称面をもつことから光学不活性な化合物（メソ体）となる．一方(B)からのアルジトールは，対称面をもたないので光学活性である．

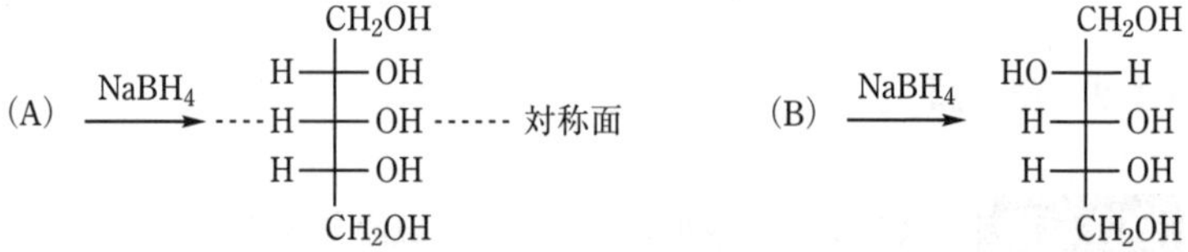

```
              CH₂OH                                CH₂OH
      NaBH₄  H──OH                        NaBH₄  HO──H
(A) ────→   ┈H──OH┈ 対称面          (B) ────→   H──OH
              H──OH                                H──OH
              CH₂OH                                CH₂OH
```

5（正） (A)はD-リボースであり，RNAの構成糖である．

<u>正解</u>　3

問題 1.4 次の構造で示した二糖のうち，フェーリング試薬を還元しないものはどれか．

1, 2, 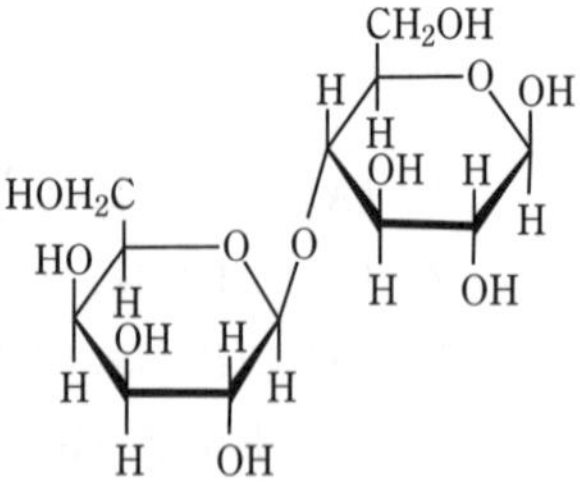 3, 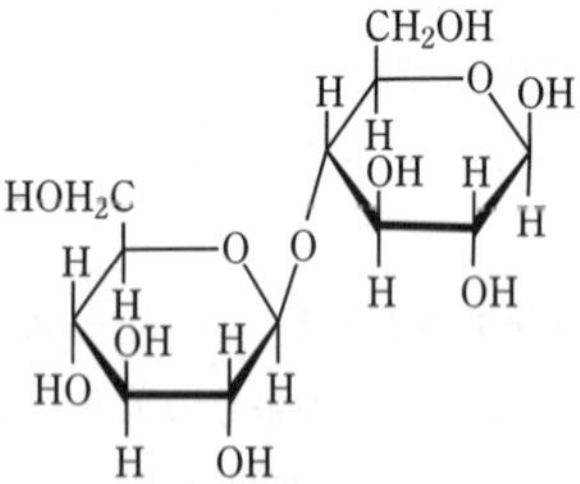 4, 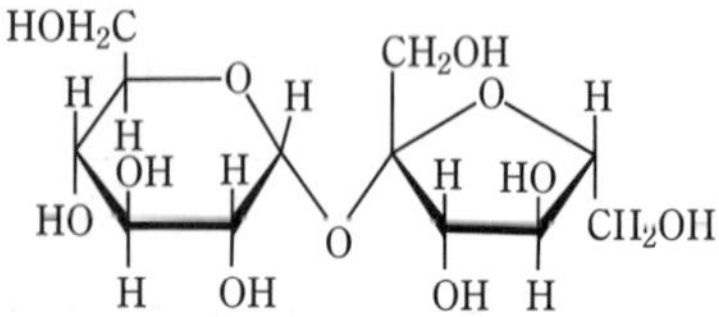 5 の二糖構造式

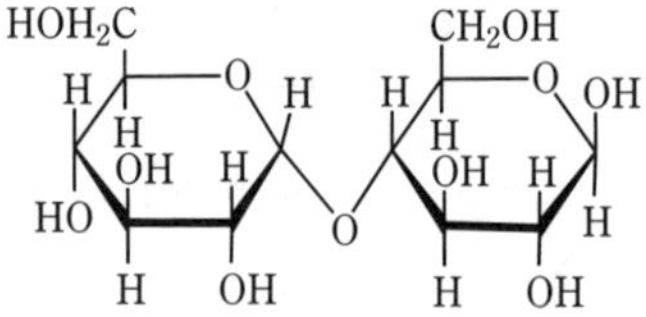

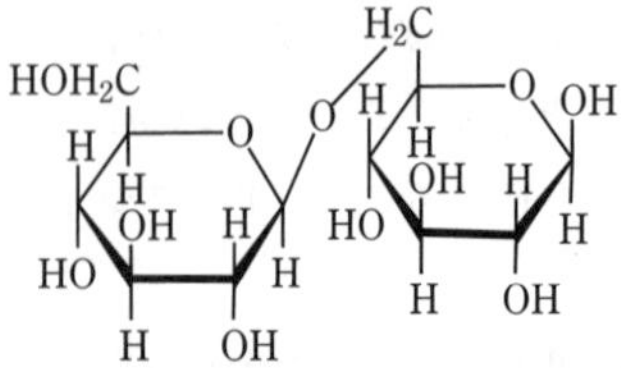

解　説　それぞれ，1はマルトース，2はラクトース，3はセロビオース，4はスクロース，5はゲンチオビオースである．

4以外は，右側の糖部分がヘミアセタール構造をとっているために，開環することでCHO基が生成する．したがって還元糖であり，フェーリング試薬を還元する．4は，構成糖であるD-グルコースとD-フルクトースそれぞれのヘミアセタール構造の部分でグリコシド結合をしているため開環することができず，還元性を示さない．

[正解]　4

重要事項　**1) 単糖類の分類と構造**

アルデヒド基をもつ単糖をアルドース，ケトン基をもつ単糖をケトースという．また，炭素数によりトリオース（3炭糖），テトロース（4炭糖），ペントース（5炭糖），ヘキソース（6炭糖）などに分類する．例えば，グルコースはアルドヘキソース，フルクトースはケトヘキソースである．

天然に存在する単糖のほとんどがD糖であるが，これはグリセルアルデヒドのFischer投影式を基準とした立体表示の仕方に基づいている．すなわち，Fischer投影式においてカルボニル基から最も遠い位置の不斉炭素の右側にOH基をもつ単糖をD糖，左側にOH基をもつ場合をL糖と呼ぶ．DとLの表示は実際の旋光度とは関係しないので，旋光性を示す必要があるときには，(+)あるいは(-)を挿入して，D-(+)-グルコースのように表す．

2) グルコースの構造

グルコースは，分子内にアルコール性水酸基とCHO基をもっており，C_1のCHO基とC_5のOH基は分子内で容易に反応して六員環のヘミアセタールを形成する．このとき，C_1炭素原子は新しい不斉中心となるので，α-アノマーとβ-アノマーの2つの環状構造が存在する．糖の直鎖状の構造式はFischer投影式を反映したものであるが，一方，環状構造式は，Haworth式と呼ばれる．六員環の環状構造をピラノースといい，五員環の環状構造をフラノースと呼ぶ．D-グルコースやD-マンノースではほとんどがピラノース型で存在し，D-グルコ

ースの場合，直鎖構造は平衡状態で 0.5 ％以下である．

α-アノマー　　　　D-グルコース　　　　β-アノマー

3）二糖類

単糖 2 分子が脱水して縮合したものが二糖である．縮合位置でのエーテル結合はグリコシド結合と呼ばれ，α-，および β-結合がある．結合の位置とともに β (1→2)，α (1→4) のように示す（主な二糖の構造と名称は，問題 1.4 および解説を参照のこと）．二糖を加水分解すると，二糖を構成する単糖に分解する．

　例）　マルトース（麦芽糖）→ 2 分子のグルコース
　　　　ラクトース（乳　糖）→ ガラクトース＋グルコース
　　　　スクロース（ショ糖）→ グルコース＋フルクトース

このうちスクロースは 2 つのヘミアセタール性 OH 基の間で脱水縮合したものであり，非還元性二糖である．また，スクロース自体は変旋光を生じないが，加水分解をすると，生成するフルクトースの大きな左旋性により，旋光度が右旋性から左旋性に変化する（転化）．

4）多糖類

a）貯蔵多糖

デンプンはグルコースだけで構成される多糖で，植物の種子や根茎に多く含まれ，エネルギー源となる．数千個のグルコースが α (1→4) 結合により重合した直鎖状のアミロースと，α (1→4) 結合による直鎖構造に加えて α (1→6) 結合による枝分かれ構造をもつアミロペクチンの混合物で構成される．

グリコーゲンは動物性の貯蔵多糖で，アミロペクチンとよく似た構造をもつが，枝分かれの数が多い．

b) 構造多糖

セルロースはグルコースだけで構成される多糖であるが，アミロースと異なりグルコースが β (1→4) 結合で直鎖状に重合している．セルロースは高等植物の細胞壁を形成する構造多糖である．キチンは N-アセチル-D-グルコサミンが β (1→4) 結合で重合した直鎖構造をもつ単純多糖で，エビやカニの殻はキチンと無機塩から形成される．

1.1.3 糖タンパク質

到達目標 糖とタンパク質の代表的な結合様式を示すことができる．

問題 1.5 タンパク質中で，糖との結合に関与する官能基はどれか．
1. システインのスルファニル（メルカプト）基
2. リシンのアミノ基
3. トレオニンのヒドロキシ基
4. グルタミン酸のカルボキシ基
5. アルギニンのグアニジノ基

解説 タンパク質中で糖と結合するアミノ酸残基は，N-グリコシド結合する Asn と，O-グリコシド結合する Ser, Thr である．Ser, Thr では側鎖の OH 基が糖とアセタール（グリコシド）を形成する．

正解 3

問題 1.6 O-グリコシド結合で結合するタンパク質中のアミノ酸残基とグリコシド結合する糖鎖の末端糖の組合せはどれか．
1. トレオニンと N-アセチルガラクトサミン
2. アスパラギンと N-アセチルガラクトサミン
3. アスパラギンと N-アセチルグルコサミン
4. チロシンと N-アセチルグルコサミン
5. トレオニンと N-アセチルグルコサミン

解説 タンパク質中でO-グリコシド結合で糖と結合するアミノ酸は，SerかThrである．O-グリコシド結合に関与する糖鎖の末端は，N-アセチルガラクトサミンが多く，一方N-グリコシド結合は，Asn残基と糖鎖末端のN-アセチルグルコサミン間で形成される．

正解 1

重要事項 **1) 糖タンパク質**

糖タンパク質はタンパク質と結合した短い糖鎖をもつ．その糖鎖部分は細胞表面で種々の受容体として機能する．また，A/B/O血液型もこの糖鎖の違いによって決まる．

2) 糖とタンパク質の結合様式

a) N-グリコシド結合

タンパク質中のAsn残基の側鎖アミド結合に，糖鎖還元末端のN-アセチルグルコサミンがN-β-グリコシド結合したものである（下図A）．

b) O-グリコシド結合

タンパク質中のSer，Thr残基のOH基に，糖鎖還元末端のN-アセチルガラクトサミンがO-α-グリコシド結合したものである（下図B）．

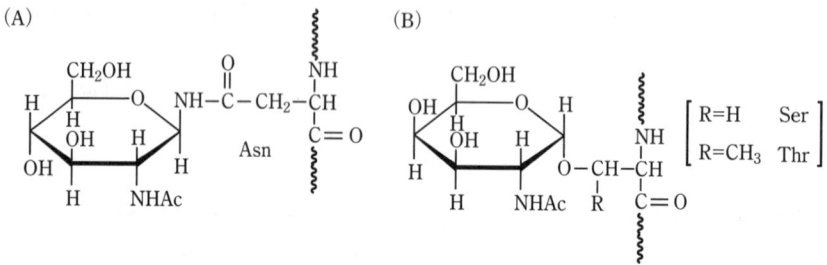

1.1.4 核酸

到達目標 核酸の立体構造を規定する化学結合，相互作用について説明できる．

問題 1.7 次の構造式で示した化合物について，正しい記述はどれか．

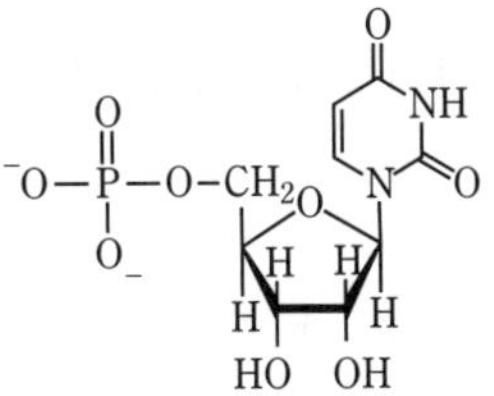

1. このユニットは，ヌクレオシドである．
2. 構成する糖は，2′-デオキシ-D-リボースである．
3. 構成する塩基成分はプリン骨格をもつ．
4. この構造式で示されるユニットは，RNA に含まれる．
5. 次のユニットと 2′-OH 基の位置でリン酸ジエステル結合を形成して結合する．

解説

1. （誤）塩基部分−糖−リン酸で形成されているユニットをヌクレオチドという．
2. （誤）構成糖は D-リボースである．
3. （誤）ピリミジン骨格をもつ塩基であり，ウラシルである．
4. （正）
5. （誤）核酸のオリゴヌクレオチド鎖は，3′-OH 基と 5′-OH 基間で形成されるリン酸ジエステル結合で連結している．

正解 4

12　1. 生体分子のコアとパーツ

問題 1.8　核酸の構造と性質について，正しい記述はどれか．
1. 核酸を構成する糖は，炭素数が 6 つのヘキソースである．
2. DNA と RNA は，ともに共通の糖で構成されている．
3. 核酸塩基と糖部分は，塩基中の N 原子と糖の C 原子間でのグリコシド結合で連結する．
4. DNA が熱により変性するのは，リン酸ジエステル結合が加水分解されるからである．
5. RNA は，DNA と比べて非常に大きな分子である．

解説
1（誤）　核酸を構成する D-リボースあるいは 2′-デオキシ-D-リボースは，炭素数が 5 つのペントースである．
2（誤）　DNA は 2′-デオキシ-D-リボース，RNA は D-リボースが構成糖である．
3（正）
4（誤）　DNA は，熱により相補的塩基対の間で形成されている水素結合が切断されて変性する．
5（誤）　DNA には遺伝情報が含まれており，RNA よりもずっと大きな分子である．

正解　3

重要事項
1) 核酸の構造
a) ヌクレオシドとヌクレオチド

ヌクレオシドは糖と塩基で構成され，リン酸基を含まない．糖の C_5 OH 基はリン酸と結合しており，アノマー炭素（C_1）は 5 種類ある複素環塩基の 1 つと N-グリコシド結合している．核酸はヌクレオチドのポリマーであり，それぞれのヌクレオチドは炭素数 5 つの五炭糖，複素環をもつ塩基，およびリン酸から構成される．

(A) 構造図：リン酸基—五炭糖—塩基（ヌクレオシド／ヌクレオチド）

(B) D-リボース構造：X = OH D-リボース、X = H 2′-デオキシ-D-リボース

b) DNA（デオキシ核酸）と RNA（リボ核酸）

DNA は 2′-デオキシ-D-リボースを構成糖とし，複素環塩基としてアデニン A，チミン T，グアニン G，シトシン C の 4 種類を含む．一方，RNA では D-リボースが構成糖であり，A，G，C とウラシル U を複素環塩基として含む．

DNA および RNA 中のヌクレオチドユニットは，1 つ目のヌクレオチドの 3′-OH 基と次のヌクレオチドの 5′-リン酸基との間でリン酸ジエステル結合を形成して連結する．

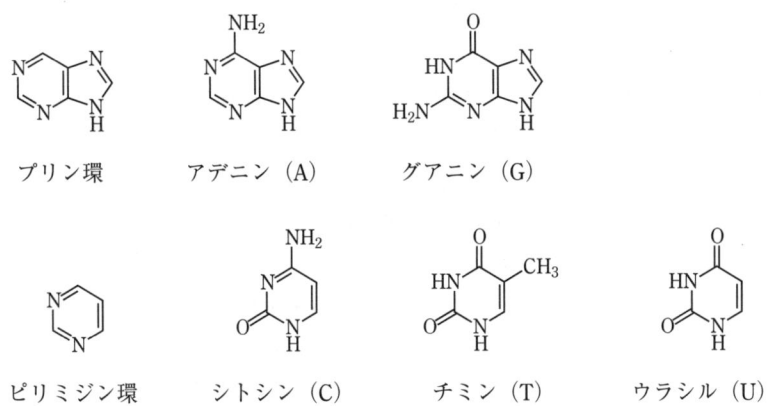

プリン環　　アデニン（A）　　グアニン（G）

ピリミジン環　　シトシン（C）　　チミン（T）　　ウラシル（U）

2) DNA の二重らせん構造

DNA 分子は，互いに逆方向の 2 本のポリヌクレオチド鎖が右巻きのヘリックス（らせん）を形成した立体構造をもつ．2 本のポリヌクレオチド鎖は，ヌクレオチド塩基間で形成される水素結合により結びつく．この塩基どうしの結合は，2 つの水素結合が形成される A-T，

3つの水素結合が形成されるG-Cの相補的な塩基対で一義的に決まる．つまり，ピリミジン塩基には必ずプリン塩基が対となることで，二本鎖間の距離が一定に保たれる．この塩基対は，らせんの軸と直交する同一平面状に並ぶ．

1.1.5 脂　質

到達目標　生体膜を構成する脂質の化学構造の特徴を説明できる．

問題1.9　グリセロリン脂質に関する記述のうち，正しいものはどれか．
1　2価のアルコールであるエチレングリコールを基本構造にもつ．
2　グリセロリン脂質は分子中に3本の長鎖脂肪酸をもつ．
3　グリセロリン脂質は不斉中心をもたない．
4　一般にグリセロリン脂質中の長鎖脂肪酸は，不飽和結合を含まない．
5　グリセロリン脂質中の非極性基は，生体膜の内側に位置する．

解　説　1（誤）　リン脂質の基本構造は3価のアルコールであるグリセリン（グリセロール）である．

2（誤）　リン脂質は2本の長鎖脂肪酸をもつ．トリアシルグリセロールは3本の長鎖脂肪酸をもつが，リン脂質はC_1とC_2に2本の長鎖脂肪酸をもつ．

3（誤）　リン脂質を構成するグリセロールの2位炭素原子は不斉炭素である．

4（誤）　一般に，リン脂質はC_1で飽和脂肪酸と，C_2で不飽和脂肪酸とエステル結合しており，この不飽和結合は，膜の流動性と関係している．

5（正）　非極性基と極性基の両方をもつリン脂質は，脂質二重層を形成するが，そのとき，水と接する外側に極性基が，水と接しない内側に非極性の長鎖脂肪酸が整列する．

正解　5

問題 1.10 次の構造式で示した化合物のうち，主要な生体膜成分であるホスファチジルコリン（レシチン）はどれか．

1.
$$\begin{array}{c} CH_2-O-\overset{O}{\underset{\|}{C}}-R \\ R'-\underset{\|}{\overset{}{C}}-O-CH \\ O \quad CH_2-O-\overset{}{\underset{O^-}{\overset{\|}{P}}}-O-CH_2CH_2\overset{+}{N}(CH_3)_3 \end{array}$$

2.
$$\begin{array}{c} CH_2-O-R \\ CH_3-\underset{\|}{\overset{}{C}}-O-CH \\ O \quad CH_2-O-\overset{}{\underset{O^-}{\overset{\|}{P}}}-O-CH_2CH_2\overset{+}{N}(CH_3)_3 \end{array}$$

3. ホスファチジルイノシトール構造（グリセロール骨格に脂肪酸2つとリン酸-イノシトール）

4.
$$\begin{array}{c} CH_2-O-\overset{O}{\underset{\|}{C}}-R \\ R'-\underset{\|}{\overset{}{C}}-O-CH \\ O \quad CH_2-O-\overset{}{\underset{O^-}{\overset{\|}{P}}}-O-CH_2\underset{COO^-}{\overset{\overset{+}{N}H_3}{CH}} \end{array}$$

5.
$$\begin{array}{c} CH_3(CH_2)_{12}CH=CH-CH-OH \\ RCONH-CH \\ CH_2-O-\overset{}{\underset{O^-}{\overset{\|}{P}}}-O-CH_2CH_2\overset{+}{N}(CH_3)_3 \end{array}$$

解　説　1はホスファチジルコリン，2は血小板活性化因子であるPAF，3は細胞内情報伝達物質として働くホスファチジルイノシトール，4はホスファチジルセリン，5はセラミドの1つであるスフィンゴミエリンで脳内に大量に存在する．膜リン脂質としては，1のホスファチジルコリンが最も多く存在する．

正解　1

重要事項 1) 脂質

　動物性脂肪や植物油は，すべてグリセリンと3つの脂肪酸とのトリエステルであり，トリアシルグリセロールあるいはトリグリセリドと呼ばれる．トリアシルグリセロールを構成する脂肪酸は必ずしも同一のものである必要はなく，飽和脂肪酸と不飽和脂肪酸をともに含む場合も多い．脂質に含まれる脂肪酸を表に示すが，このうち，パルミチン酸とステアリン酸は最もよくみられる飽和脂肪酸であり，一方，オレイン酸とリノール酸は最もよくみられる不飽和脂肪酸である．また，不飽和脂肪酸の二重結合はすべてシス型である．

表 1.1

		炭素数	構造式
飽和脂肪酸	ラウリン酸	12	$CH_3(CH_2)_{10}COOH$
	ミリスチン酸	14	$CH_3(CH_2)_{12}COOH$
	パルミチン酸	16	$CH_3(CH_2)_{14}COOH$
	ステアリン酸	18	$CH_3(CH_2)_{16}COOH$
不飽和脂肪酸			二重結合の数と位置
	オレイン酸	18	Δ^9
	リノール酸	18	$\Delta^{9,12}$
	リノレン酸	18	$\Delta^{9,12,15}$ or $\Delta^{6,9,12}$
	アラキドン酸	20	$\Delta^{5,8,11,14}$

（Δ^9 は，C_9 と C_{10} の間が二重結合であることを示す．）

2) 生体膜とリン脂質

　細胞膜の基本構造は脂質二重層である．膜を構成する膜脂質には，リン酸基を含むリン脂質とリン酸基の代わりに小さな糖残基を含む糖脂質がある．こうした膜脂質は，アルコール（グリセロールあるいはスフィンゴシン）およびリン酸エステルからなる極性基の部分と，非極性の長鎖脂肪酸の部分で構成される両親媒性の物質である．したがって水に取り囲まれた環境下では，疎水性相互作用により疎水性の尾部が寄り集まって二重層の内側を向き，親水性の頭部を水と接する両側に向けて自己集積する．

グリセロリン脂質（ホスホグリセリド）はアルコール成分としてグリセロールを含む．グリセロールの C_1 位は飽和脂肪酸のエステル，C_2 位は通常，不飽和脂肪酸のエステルである．ホスファチジン酸，ホスファチジルコリン，ホスファチジルイノシトールなどの極性基は C_3 位の OH 基でリン酸エステルを介して結合する．このうちホスファチジルコリンは最も多く存在する膜リン脂質である．

3） その他の複合脂質
a） スフィンゴリン脂質
　スフィンゴシンは疎水性の炭化水素鎖を含むアミノアルコールの一種である．スフィンゴシンのアミノ基と 2 つ目の疎水性炭化水素鎖をもつ脂肪酸がアミド結合で結合する．神経繊維皮膜の主成分であり脳組織に大量に存在するスフィンゴミエリンが代表的なものである．

b） PAF
　血小板活性化因子である PAF は，グリセロールの 1 位にアルキル基がエーテル結合したリン脂質である．血小板の凝集を促進する作用のほか，血圧降下作用や血管透過性亢進作用など，幅広い生理作用を示す．

◆ 確認問題 ◆

次の文の正誤を判別し，○×で答えよ．

□□□ **1** タンパク質の一次構造を構成している結合は，水素結合である．

□□□ **2** タンパク質中のリシン，アルギニン，ヒスチジンは，生理的な pH で正電荷をもつ．

□□□ **3** タンパク質の高次構造は，基本的にアミノ酸配列に依存している．

□□□ **4** タンパク質を構成する非極性側鎖をもつアミノ酸は，タンパク質の物理化学的性質に影響を与えない．

□□□ **5** α-D-グルコースと β-D-グルコースは，互いに鏡像異性体の関係にある．

□□□ **6** D-グルコースを $NaBH_4$ で処理すると，光学不活性のグルシトールが生成する．

□□□ **7** スクロースを加水分解すると，1 モルの D-グルコースと 1 モルの D-フル

18　1. 生体分子のコアとパーツ

　　　　　　クトースが生成する．
□□□ 8　セルロースは，D-グルコースが β-1,4 結合で直鎖上に連結した多糖である．
□□□ 9　DNA の構造中で，塩基の面はらせん軸にほぼ直交している．
□□□ 10　リン脂質中に含まれるステアリン酸は，炭素数 18 の不飽和脂肪酸である．
□□□ 11　トリアシルグリセロールは，生体膜の構成成分である．
□□□ 12　リン脂質中に含まれる不飽和脂肪酸の二重結合はトランス型である．
□□□ 13　アラキドン酸は，分子内に 4 つの共役二重結合をもつ，炭素数 20 の脂肪酸である．

正　解

1　×　一次構造は，アミノ酸残基間のアミド（ペプチド）結合で連結したアミノ酸の配列のことである．

2　○

3　○

4　×　非極性をもつアミノ酸は，疎水結合の形成に関与し，タンパク質の水への溶解性や安定性に影響を与える．

5　×　α-D-グルコースと β-D-グルコースは，ヘミアセタール構造をとった時に 1 位の OH 基の立体配置が異なるだけであり，鏡像体（エナンチオマー）ではない．1 位のジアステレオマーである．

6　×　$NaBH_4$ で還元されたグルシトールが生成するが，分子内に対称面をもたないために光学活性である．

7　○

8　○

9　○

10　×　ステアリン酸は炭素数 18 の飽和脂肪酸である．

11　×　トリアシルグリセロールは，グリセリンに 3 分子の高級脂肪酸がエステル結合したものであり，貯蔵脂肪である．生体膜の構成成分とはならない．

12　×　リン脂質中に含まれる不飽和脂肪酸の二重結合はすべてシス型である．

13　×　アラキドン酸は炭素数 20 の脂肪酸であるが，4 つの二重結合は共役していない．

1.2 ◆ 生体内で機能する複素環

1.2.1 生体内に存在する複素環

到達目標 生体内に存在する代表的な複素環化合物を列挙し，構造式を書くことができる．

問題 1.11 次の構造式で示した複素環の名称とこの複素環を含む生体分子の組合せで，正しいものはどれか．

1　ピリミジン環 ―――― グアニン
2　ピリジン環 ―――― ビタミン B_1（チアミン）
3　インドール環 ―――― セロトニン
4　プリン環 ―――― ウラシル
5　イミダゾール環 ―― ヒスタミン

解説 この構造式で示される複素環は，イミダゾール環である．
1（誤）　グアニンはプリン環を含む核酸塩基である．
2（誤）　ビタミン B_1（チアミン）は，ピリミジン環とチアゾール環の2つの複素環を含む．
3（誤）　セロトニンはトリプトファンから生合成され，インドール環をもつ．
4（誤）　RNA の構成塩基であるウラシルは，ピリミジン環を含む．
5（正）

正解 5

問題 1.12 次の構造式のうち，セロトニン（5-ヒドロキシトリプタミン）に含まれる複素環はどれか．

1. ピリミジン 2. ピロール 3. インドール

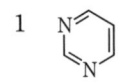

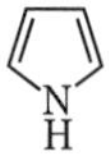

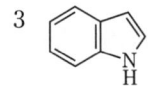

4. イミダゾール 5. ピリジン

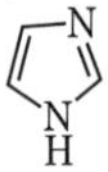

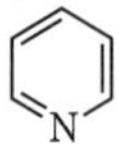

解説 1はピリミジン，2はピロール，3はインドール，4はイミダゾール，5はピリジンである．セロトニンは，トリプトファンから生合成される生体アミンであり，インドール環を含む．

正解　3

重要事項 生体分子中に含まれる主な複素環化合物を次に挙げる．環の名称だけでなく，複素環を含む生体分子あるいは主要な医薬品まで整理しておく必要がある．

1）複素環を含むアミノ酸と生体アミン

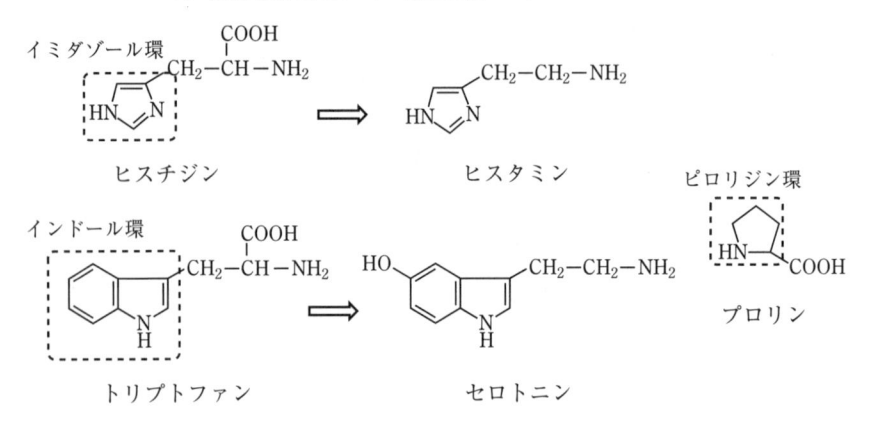

イミダゾール環

ヒスチジン ⇒ ヒスタミン

インドール環

トリプトファン ⇒ セロトニン

ピロリジン環

プロリン

2) 核酸塩基中の複素環

DNA を構成する塩基として，アデニン (A)，チミン (T)，グアニン (G)，シトシン (C) があり，RNA では T の代わりにウラシル (U) が使われる．T，C，U はそれぞれ複素環としてピリミジン環を含むのに対し，A と G はプリン環を含む（構造式は p.13 に示した）．

3) ビタミン，補酵素中に含まれる複素環

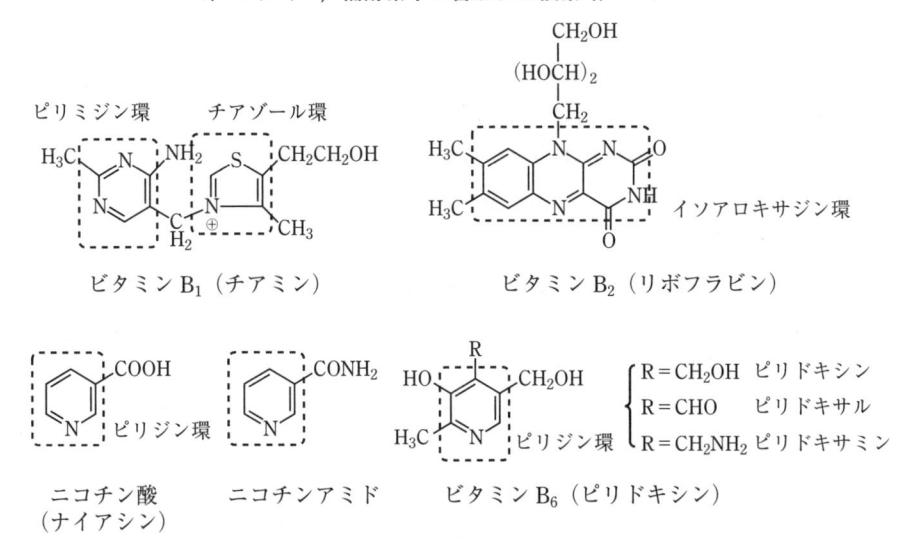

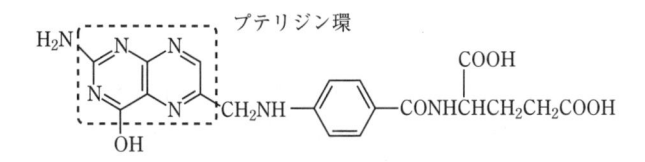

ピリミジン環　　チアゾール環

ビタミン B_1（チアミン）

イソアロキサジン環

ビタミン B_2（リボフラビン）

ニコチン酸（ナイアシン）

ニコチンアミド

ピリジン環

$R = CH_2OH$　ピリドキシン
$R = CHO$　　ピリドキサル
$R = CH_2NH_2$　ピリドキサミン

ビタミン B_6（ピリドキシン）

プテリジン環

葉酸

1.2.2 核酸塩基

到達目標 核酸塩基の構造を書き，水素結合を形成する位置を示すことができる．

問題 1.13 次の記述のうち，正しいものはどれか．
1. DNA 中に含まれるチミンとシトシンは，いずれもプリン骨格をもつ塩基である．
2. DNA の塩基対は，常にプリン塩基–プリン塩基，あるいはピリミジン塩基–ピリミジン塩基間で形成される．
3. DNA の二重らせん構造中の塩基対は，水素結合によって形成されている．
4. 二重らせん構造をとる2本の DNA 鎖は，互いに5′末端から3′末端へ平行に並んでいる．
5. 二重らせん構造の内側は，親水性の環境を形成する．

解説 1（誤） チミンとシトシンは，いずれもピリミジン塩基である．
2（誤） DNA の塩基対は，常にプリン塩基とピリミジン塩基の間で形成されており，一定の距離が保たれている．
3（正）
4（誤） 片方の DNA 鎖が5′末端から3′末端へ，もう片方は3′末端から5′末端へと互いに逆平行に並ぶ．
5（誤） 二重らせん構造の内側は，複素環を含む塩基対で構成されており，疎水性の環境下にある．

正解 3

問題 1.14 次の構造式で示した核酸塩基のうち，DNA 中で T（チミン）と相補的塩基対を形成するものはどれか．

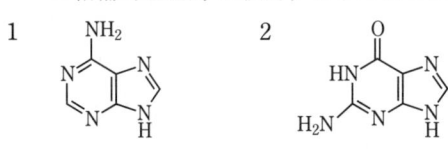

1　[アデニン構造式]　2　[グアニン構造式]

3　[チミン構造式]　4　[ウラシル構造式]　5　[シトシン構造式]

解説　1はアデニン(A)，2はグアニン(G)，3はチミン(T)，4はウラシル(U)，5はシトシン(C)である．相補的塩基対はA-T，G-C間で形成される．

[正解] 1

重要事項　**1) プリン塩基とピリミジン塩基**

核酸中に含まれる含窒素塩基は，平面構造をもった芳香族分子であり，プリンまたはピリミジンと呼ばれる複素環骨格をもつ．プリン塩基にはアデニン(A)とグアニン(G)が，ピリミジン塩基にはシトシン(C)とチミン(T)がある．なお，RNA 中には DNA 中のチミンの代わりにウラシル(U)が存在し，このものはピリミジン塩基である．それぞれ塩基の構造は，1.4 で示した．

塩基部分と糖（2′-デオキシ-D-リボースあるいは D-リボース）は，プリン塩基の場合9位の窒素で，ピリミジン塩基の場合は1位の窒素で β-グリコシド結合により連結している．

2) 塩基対形成

DNA 分子は安定な二重らせん構造を形成するが，このときアデニン(A)-チミン(T)，グアニン(G)-シトシン(C)間で水素結合が形成

される．次の図に示すように，A-T間では2本，G-C間では3本の水素結合が形成される．

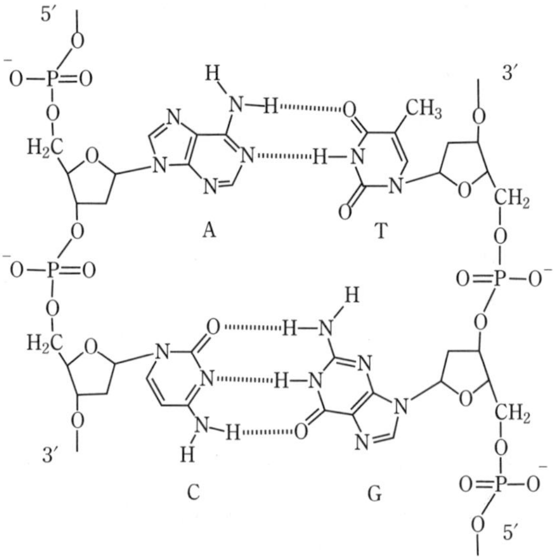

◆ 確認問題 ◆

次の文の正誤を判別し，○×で答えよ．

□□□ 1 イミダゾール環とピリミジン環は，いずれも窒素原子を2個含む五員環の複素環である．

□□□ 2 インドール環は，ベンゼン環とイミダゾール環が縮合した二環性の複素環である．

□□□ 3 イミダゾール環に含まれる2つの窒素は，いずれも塩基性を示さない．

□□□ 4 チアゾール環は，芳香族性を示さない．

□□□ 5 ビタミンB_6はピリミジン環を含み，補酵素ピリドキサールリン酸となる．

□□□ 6 キノン構造を2電子還元すると，セミキノン構造を経由してヒドロキノン構造になる．

□□□ 7 DNAに含まれる4種類の塩基のうち，プリン塩基はアデニンとチミン，ピリミジン塩基はグアニンとシトシンである．

□□□ 8 相補的塩基対中，A-T間では2本の，G-C間では3本の水素結合が形

成される.
□□□ 9 A-Tの塩基対が多いDNAは,G-Cの塩基対が多いDNAよりも熱安定性が高い.
□□□ 10 二本鎖DNAを加熱すると,リン酸エステル結合が切断されて一本鎖のDNAに変性する.

正 解

1 × いずれも窒素原子を2個含む複素環であるが,イミダゾール環は五員環,ピリミジン環は六員環である.
2 × インドール環は,ベンゼン環とピロール環が縮合した二環性の複素環である.
3 × イミダゾール環中のピリジン型窒素は非共有電子対をsp^2混成軌道にもち,プロトンを受け取ることができる.一方,ピロール型窒素は非共有電子対が芳香化のため環内のπ電子系に使われており,プロトンを受け取ることができないので塩基性を示さない.
4 × チアゾール環ではπ電子の数が全部で6個であり,$4n + 2$のHückel則を満たすことから($n = 1$の場合に該当する),芳香族性を示す.
5 × ビタミンB_6中に含まれるのはピリジン環である.
6 ○

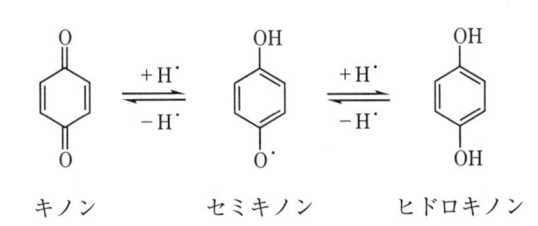

キノン　　　セミキノン　　ヒドロキノン

7 × プリン塩基はアデニンとグアニン,ピリミジン塩基はチミンとシトシンである.
8 ○
9 × A-T間では2本,G-C間では3本の水素結合が形成される.したがってG-C塩基対が多いDNAは,A-T塩基対が多いDNAよりも熱安定性が高い.
10 × 二本鎖DNAを加熱すると,塩基対間で形成されている水素結合が切断されて一本鎖のDNAとなる.

1.3 ◆ 生体内で機能する錯体・無機化合物

1.3.1 金属イオンと錯体の機能

到達目標 生体内に存在する代表的な金属イオンおよび錯体の機能について説明できる．

問題 1.15 生体成分とその含有元素の組合せで，正しいものはどれか．
1 ビタミン B_{12} ──────────── Zn
2 クロロフィル ──────────── Mn
3 ヘモグロビン中のヘム ──────── Fe
4 カルモジュリン ──────────── Mg
5 スーパーオキシドジスムターゼ（SOD）── Fe

解説
1（誤） ビタミン B_{12} はシアノコバラミンとも呼ばれ，Co の錯体である．
2（誤） 葉緑素であるクロロフィルには，Mg が配位したヘムを含む．
3（正）
4（誤） カルモジュリンは，Ca^{2+} と配位して機能するタンパク質である．
5（誤） SOD は，Zn および Cu を含む金属タンパク質である．

正解 3

問題 1.16 金属イオンに関する記述のうち，正しいものはどれか．
1 Na^+ の細胞内濃度は，細胞外より高い．
2 K^+ の細胞内濃度は，細胞外よりも低い．
3 Ca^{2+} の細胞内濃度は，細胞外よりも低い．

4　Ca^{2+} は，細胞の膜電位や浸透圧の調節に関与している．
　　5　Mg^{2+} は，細胞内においてセカンドメッセンジャーとして情報伝達にかかわる．

解　説　1（誤）　Na^+ は，細胞外に多く，細胞内よりも約 15 倍ほど高濃度に存在する．
　　　　2（誤）　K^+ は，細胞外よりも細胞内に高濃度（約 28 倍）に存在する．
　　　　3（正）
　　　　4（誤）　細胞の膜電位や浸透圧の調節に関与するのは，Na^+ と K^+ である．
　　　　5（誤）　Ca^{2+} は，細胞内でセカンドメッセンジャーとして情報伝達に関与する．同じアルカリ土類金属でも Mg^{2+} にこの機能はない．

　　　　　　　　　　　　　　　　　　　　　　　　　　　正解　3

重要事項　細胞の内外には水とともに多くの金属イオンが存在する．細胞内では K^+ が高濃度に維持され，Na^+ と Ca^{2+} は低濃度に維持されている．逆に細胞外では，Na^+ が高濃度に維持され，K^+ は低濃度である．K^+ と Na^+ は細胞の膜電位と浸透圧の維持に関与し，Ca^{2+} の場合は細胞内でセカンドメッセンジャーとして情報伝達系に深く関与している．一方，鉄や亜鉛，銅など，タンパク質と結合して重要な生体反応に関与する金属がある．

1) 鉄とヘモグロビン

　鉄は血液の構成成分であり，さらに血色素ヘモグロビン中に含まれている．ヘモグロビンの他にも多数の鉄を含むタンパク質や酵素類が存在するが，これらはポルフィリンの鉄錯体であるヘムをもつヘムタンパク質と，ヘムをもたない非ヘム鉄タンパク質に分類される．鉄は体内で Fe^{3+} から Fe^{2+} へ，また逆へと変化するが，このときの還元や酸化の作用が<u>重要な生理機能</u>を担っている．

　ヘモグロビンは，脊椎動物の血液中で酸素を運搬する働きをする．

ヘモグロビンは α と β の 2 種類のサブユニット 2 個ずつ，計 4 個が会合して四次構造を形成するが，それぞれのサブユニットには鉄イオンを含む 1 個のヘムが含まれている．鉄イオンは平面構造であるポルフィリンの中心に存在して 4 個の窒素原子と結合し，さらに第五配位子としてタンパク質中の His 残基のイミダゾール窒素，および第六配位子として酸素が配位する．このようにして酸素はヘムの鉄イオンに結合して輸送されるが，中心にある鉄イオンは 2 価である必要があり，一電子を失った Fe^{3+} は酸素と結合できない．

ヘムタンパク質のもう 1 つの機能として，電子移動による酸化還元反応がある．電子伝達系で機能するシトクロム類は，ヘムが Fe^{2+} $\rightleftarrows$ $Fe^{3+} + e^-$ の酸化還元を繰り返すことを利用して電子伝達を行う．

ポルフィリンに鉄以外の金属イオンが結合した錯体として，光合成において光を吸収するクロロフィル（葉緑素）が知られており，ポルフィリンの 4 つの窒素に Mg^{2+} が結合する．

2) コバルトとビタミン B_{12}

ビタミン B_{12} 中で Co^{3+} はポルフィリン構造に似た複合コリン環の中心に位置して 4 つの窒素原子と結合し，さらにベンゾイミダゾール環とシアン化物イオンがそれぞれ第五，第六配位子として結合している．ビタミン B_{12} 自体は補酵素として機能しないが，シアン化物イオンがメチル基や 5′-デオキシアデノシル基のような他の配位子によって置換されると活性な補酵素として機能する．

1.3.2 活性酸素の電子構造と性質

到達目標 活性酸素の構造，電子配置と性質を説明できる．

問題 1.17 スーパーオキシドに関する記述のうち，正しいものはどれか．
1 オゾンの三量体である．
2 酸素分子の一電子還元により生成する．
3 ラジカル種ではない．
4 スーパーオキシドは，全部で 9 個の電子をもつ．

1.3 生体内で機能する錯体・無機化合物　29

> 5　スーパーオキシドは，カタラーゼという酵素によって無毒化される．

解説　1（誤）　スーパーオキシドの構造式は，·O_2^- で示される．
2（正）　酸素分子の一電子還元により生成するアニオンラジカルである．
3（誤）　2で解説したように，ラジカル種である．
4（誤）　スーパーオキシドは全部で17個の電子をもつ．
5（誤）　スーパーオキシドは，SOD（スーパーオキシドジスムターゼ）により過酸化水素と酸素分子に分解されて無毒化する．

正解　2

問題1.18　過酸化水素が1電子還元を受けて生じる活性酸素種は，次のうちどれか．
1　ヒドロキシラジカル
2　スーパーオキシド
3　一重項酸素
4　オゾン
5　三重項酸素

解説　過酸化水素が1電子還元を受けて生じるのは，ヒドロキシラジカルである．

$$O_2 \xrightarrow{e^-} O_2^{-·} \xrightarrow{e^-} H_2O_2 \xrightarrow{e^-} ·OH \xrightarrow{e^-} H_2O$$

スーパーオキシド　　過酸化水素　　ヒドロキシラジカル

$^-$:Ö:Ö·　　　　H:Ö:Ö:H　　　　·Ö:H

基底状態の酸素分子は三重項酸素であり，光などで反結合性軌道 π^* にある不対電子が励起されると，もう1つの不対電子の軌道に昇位

して一重項酸素（$^1O_2$）となる．一重項酸素は電子対を形成しており，ラジカルではないが活性酸素種に含まれる．

[正解] 1

重要事項 生体内で，酸素が最終的に水に還元される過程でできてくる"活性化された酸素分子"を活性酸素と総称するが，これらは高い反応性をもつ化学種である．代表的な活性酸素として，スーパーオキシド，過酸化水素，ヒドロキシラジカル，一重項酸素があるが，広義にはオゾン，一酸化窒素（NO），ヒドロペルオキシラジカル，アルキルペルオキシラジカルなども活性酸素に含まれる．スーパーオキシドやヒドロキシラジカルといったラジカルは，可能な限り不対電子を解消しようとして，発生した場所の近傍に存在する他の生体分子から電子を奪い，自身は安定化しようとする．このとき，電子を奪われた生体分子は不対電子をもつラジカルとなり，引き続いて結合の切断などの損傷を受けることになる．有毒な活性酸素種は生体中で常に発生しているが，生体はSODやカタラーゼなどの活性酸素種を不均化する酵素により防御されている．

① スーパーオキシド：スーパーオキシドは酸素分子が一電子還元を受けたもので，実際にはスーパーオキシドアニオンラジカルである．スーパーオキシドは高い反応性をもつ他の活性酸素種の前駆体になるとともに，生体内のさまざまな物質と反応して，ヒドロペルオキシラジカルや脂質ペルオキシラジカルなどを生成する．水溶液中で不均化して，過酸化水素と酸素分子に分解される（i）が，この反応は生体内ではスーパーオキシドジスムターゼ（SOD）により触媒される．

$$2O_2^{-\cdot} + 2H^+ \rightleftarrows O_2 + H_2O_2 \qquad (i)$$

② 過酸化水素：過酸化水素は活性酸素の一種であるが，ラジカルではない．酸化剤として漂白作用や殺菌作用を示すほか，強い酸化剤に対しては還元剤としても働く．

③ ヒドロキシラジカル：ヒドロキシラジカルは最も高い反応性を示す活性酸素種である．生体内では，Fenton反応により過酸化水素から生成する（ii）．また，ヒドロキシラジカルは，鉄や銅などの

遷移金属イオンの存在下に，スーパーオキシドと過酸化水素からも生成する (iii)．

$$H_2O_2 + Fe^{2+} \rightleftarrows Fe^{3+} + {}^{\bullet}OH + {}^{-}OH \qquad (ii)$$

$$O^{-\bullet} + H_2O_2 \longrightarrow {}^{\bullet}OH + {}^{-}OH + O_2 \qquad (iii)$$

ヒドロキシラジカルは強力な一電子酸化剤であり，生体中で発生すると近傍の核酸，タンパク質，脂質などと無差別に反応する．

④ 一重項酸素 ($^1O_2$)：基底状態の酸素は三重項であるが，光などによって反結合性軌道 π^* にある不対電子が励起されると，もう一つの不対電子の軌道に昇位して一重項酸素 ($^1O_2$) となる．したがって，一重項酸素は電子対を形成しており，ラジカル種ではない．生体内で一重項酸素は，過酸化水素と次亜塩素酸塩との反応や，脂質ペルオキシラジカルの反応から生成すると考えられている．

1.3.3 一酸化窒素の電子構造と性質

到達目標 一酸化窒素の電子配置と性質を説明できる．

問題 1.19 一酸化窒素 (NO) に関する記述について，誤っているものはどれか．

1 NO は，無色，無臭の気体である．
2 NO は血管拡張作用をもつ．
3 NO は全部で 15 個の電子をもつ．
4 不対電子を 1 個もつため，常磁性を示さない．
5 生体内でアミノ酸のアルギニンから生合成される．

解説
1（正）
2（正）
3（正）
4（誤）　NO は不対電子をもつためラジカルであり，常磁性を示す．
5（正）

正解 4

1. 生体分子のコアとパーツ

重要事項 窒素酸化物である一酸化窒素（NO）は，常温で無色無臭の気体であり，NOxと呼ばれる大気汚染物質の1つと考えられていた．一方，1980年ごろから血管内皮細胞に強力な血管拡張作用を示す物質が存在することが示唆され，のちにNOがその本体であることが確認された．

窒素原子は7個，酸素原子は8個の電子をもっているので，NOの分子内には15個の電子が含まれる．NOの分子軌道図では，反結合性軌道 π^* に不対電子が入っており，このためNOは常磁性を示す．また，NOの結合次数は2.5であり，ルイス構造式の共鳴からも説明できる．NOは生体内で発生するラジカルの中では比較的反応性が低く，寿命の長いラジカルである．

NOはNO合成酵素（NOS）の作用により，L-アルギニンを基質として，2分子の酸素を消費しながらNADPHを還元剤として生成する．この反応では，Argのグアニジノ基の窒素が酸化されてNOとなり，酸素は還元されて水になる．窒素の酸化数はArgが-3であり，NOでは+2であるので，5電子酸化されることになる．

◆ 確認問題 ◆

次の文の正誤を判別し，○×で答えよ．

□□□ **1** Ca^{2+} は，細胞内においてセカンドメッセンジャーとして細胞内情報伝達に関与する．

□□□ **2** DNA結合タンパク質によくみられる亜鉛フィンガーモチーフは，Zn^{2+} が2分子のシステインと2分子のアルギニンに配位している．

□□□ **3** 亜鉛は，カルボキシペプチダーゼや炭酸脱水酵素の構成成分である．

□□□ **4** 分子状酸素（三重項酸素）は，活性酸素の一種である．

□□□ **5** ヒドロキシラジカルは，全部で8個の電子をもつ．

□□□ **6** 過酸化水素は，カタラーゼにより無毒化される．

□□□ **7** NOは容易に不対電子を失って，カチオン性の分子種である NO^+ を生じる．

正 解

1 ○
2 × 亜鉛フィンガーモチーフでは,Zn^{2+}が2分子のシステインと2分子のヒスチジンに配位している.
3 ○
4 × 三重項酸素は,活性酸素ではない.
5 × ヒドロキシラジカルは,酸素原子が8個,水素原子が1個の計9個の電子をもつ.
6 ○
7 ○

34　1. 生体分子のコアとパーツ

1.4 ◆ 化学から観る生体ダイナミクス

1.4.1 酵素活性中心の構造的特徴

到達目標　代表的な酵素の基質結合部位が有する構造上の特徴を具体例を挙げて説明できる.

問題1.20　酵素の機能に関する記述のうち，正しいものはどれか.
1. 酵素は，基質と酵素-基質複合体を形成することで活性化エネルギーを上昇させる.
2. 酵素の活性中心には基質結合部位と触媒部位がある. 多くは互いに一定の距離を置いて存在する.
3. 酵素の基質特異性の大部分は，酵素と基質間に働くファンデルワールス相互作用によって示される.
4. 触媒作用では，イオン結合や水素結合などの相互作用が重要な働きをする.
5. 酵素と基質との結合は「鍵と鍵穴」の関係にたとえられ，活性中心は固定化された構造をしている.

解　説　1（誤）　触媒は，化学反応の遷移状態を安定化して活性化エネルギーを低下させ，反応速度を高める働きをもつ物質である. 酵素は生体内における触媒であり，通常，進行しそうもない化学反応を中性付近のpH, 体温近くの温度で容易に進行させる. 酵素は基質と酵素-基質複合体を形成することで活性化エネルギーを低下させ，きわめて効率のよい触媒として機能することができる.

2（誤）　タンパク質である酵素は，酵素反応を行うための特別な反応場をペプチド鎖とアミノ酸残基中の官能基を用いて酵素中の特定の領域に構築している. その反応場を活性部位と呼び，基

質をつなぎとめるための基質結合部位（サブサイト）と直接触媒作用に関与する触媒部位が空間的に適切な位置に配置されており，化学反応が進行しやすいようになっている．必ずしも両部位が一定の距離を隔てて存在するとは限らない．
3（誤）酵素反応の特徴として，厳密な基質特異性がある．そこにはホスト分子である酵素とゲスト分子である基質との間に，両者の官能基に基づく水素結合やイオン結合などの静電気的な相互作用，ファンデルワールス力，芳香環の π-π 相互作用などの非共有結合性の相互作用が働く．単にファンデルワールス相互作用だけで基質特異性が示されるわけではない．
4（正）
5（誤）酵素と基質との結合は，よく「鍵と鍵穴」の関係にたとえられるが，実際にはそうした堅固なイメージではなく，もっと柔軟なものである．そこには多様な構造をとりうるタンパク質の特徴がいかんなく発揮されている．

正解　4

1.4.2　酵素の分子作用機序

到達目標　代表的な酵素（キモトリプシン，リボヌクレアーゼなど）の作用機構を分子レベルで説明できる．

問題 1.21　キモトリプシンに関する記述のうち，正しいものはどれか．
1　キモトリプシンは，システインプロテアーゼの一種である．
2　タンパク質のエステル結合を加水分解する酵素である．
3　キモトリプシンは，芳香環や大きな疎水性側鎖をもつアミノ酸の C 末端側のペプチド結合を加水分解する酵素である．
4　キモトリプシンにおいては，アスパラギン酸，プロリン，セリンが協調して触媒作用を示す．
5　キモトリプシンの活性中心は正に荷電している．

解　説　1（誤）　キモトリプシンはセリンプロテアーゼの一種である．
2（誤）　活性中心にあるセリンの水酸基がエステル結合ではなくペプチド結合の加水分解に関与する．
3（正）
4（誤）　重要事項に示したように，アスパラギン酸，ヒスチジン，セリンの側鎖官能基が協調した電子リレーによって加水分解を触媒する．
5（誤）　アスパラギン酸残基が存在するため，負電荷をもつ．

正解　3

重要事項　酵素の分子作用機序の代表例として，タンパク質消化酵素であるキモトリプシンが知られている．キモトリプシンは，主に Trp, Tyr, Phe, Leu のような芳香環や大きな疎水性側鎖をもつアミノ酸残基の C 末端側のペプチド結合を加水分解する酵素である．直接ペプチド結合の切断に関与するのはセリンの OH 基であることから，セリンプロテアーゼに分類される．加水分解では，活性中心にある Asp^{102} のカルボキシ基，His^{57} のイミダゾール環，Ser^{195} の OH 基が，図 1.2 の ① のように直線的に位置して水素結合を形成する．基質が活性中心に入ってくると，Ser の OH 基が His によって活性化され，基質のカルボニル基を求核的に攻撃する．基質と酵素は四面体中間体構造を経てアミド結合が切断され，同時にアシル化酵素中間体が形成される（① → ② → ③）．次に，反応中心に存在する水分子が His によって活性化され，アシル化酵素中間体のカルボニル基を求核的に攻撃し，再び四面体中間体構造を経て加水分解が完了する（④ → ⑤ → ⑥）．この反応では，Asp - His - Ser の側鎖間で水素結合に沿ったプロトンの授受が行われている．

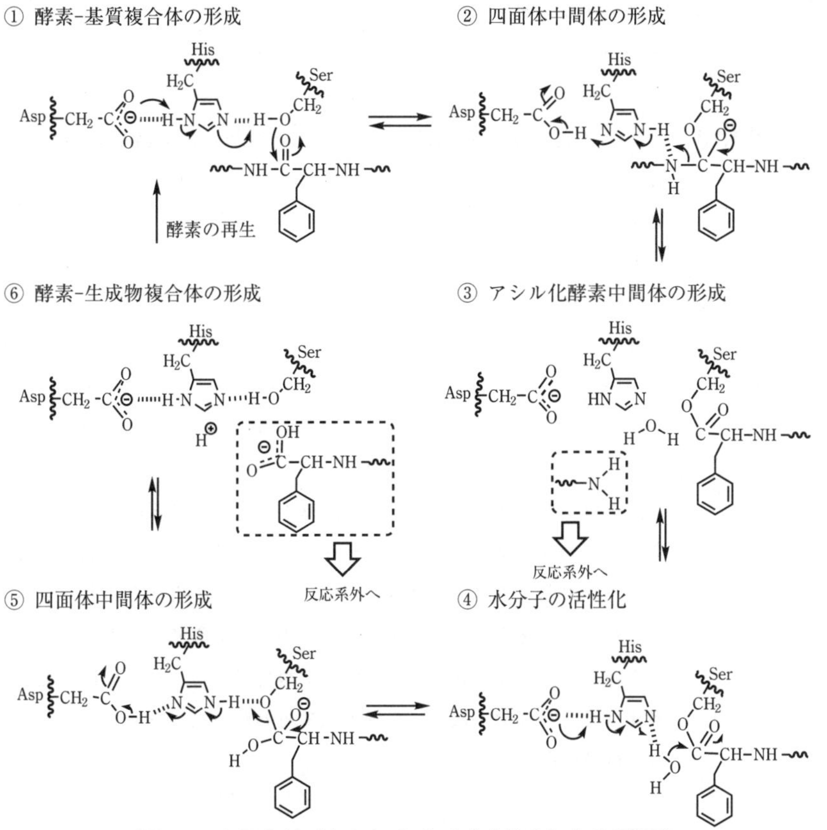
① 酵素-基質複合体の形成
② 四面体中間体の形成
酵素の再生
⑥ 酵素-生成物複合体の形成
③ アシル化酵素中間体の形成
反応系外へ
反応系外へ
⑤ 四面体中間体の形成
④ 水分子の活性化
His
Ser
Asp

図 1.2　キモトリプシンによるペプチドの加水分解機序

（日比野，夏苅，廣田編（2008）NEW 医薬品化学，p.73，廣川書店）

1.4.3　タンパク質のリン酸化

到達目標　**タンパク質リン酸化における ATP の役割を化学的に説明できる．**

問題 1.22　タンパク質のリン酸化酵素はどれか．

1　ホスファターゼ
2　ホスホリパーゼ
3　ホスホジエステラーゼ
4　アデニル酸シクラーゼ

5　プロテインキナーゼ

問題 1.23　タンパク質のリン酸化において，リン酸基の供給源はどれか．
1　AMP
2　ADP
3　ATP
4　ピロリン酸
5　無機リン酸

解　説　タンパク質のリン酸化は，タンパク質中のセリン（Ser），トレオニン，チロシン残基のOH基にリン酸基が付加した翻訳後修飾の1つである．この反応はプロテインキナーゼという酵素によって触媒されるが，リン酸基はATPから供給される．すなわちATPの加水分解と共役した反応である．一方，タンパク質中のリン酸基は，ホスファターゼの作用により加水分解され，脱リン酸化される．リン酸化と脱リン酸化はそれぞれ全く独立した酵素系で行われる反応であり，この2つは不可逆的な反応である．

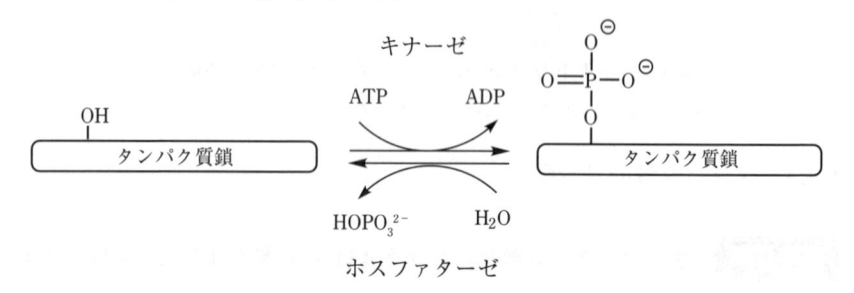

図 1.3　タンパク質のリン酸化と脱リン酸化
（日比野，夏苅，廣田編（2008）NEW医薬品化学，p.75，廣川書店）

問題 1.22　正解　5
問題 1.23　正解　3

2 医薬品のコアとパーツ

2.1 ◆ 医薬品のコンポーネント

2.1.1 医薬品のコア構造（ファーマコフォア）

到達目標 代表的な医薬品のコア構造（ファーマコフォア）を指摘し，分類できる．

問題2.1 ファーマコフォアの記述に関して正しいものはどれか．
1 官能基間の距離が，ファーマコフォアを決定する．
2 リガンド分子の平面構造が，重要な要因である．
3 多くの立体配座をもつ分子は，ファーマコフォアの同定に有効である．
4 骨格が異なっても受容体に結合する化合物が多いほうが，ファーマコフォアの情報は多く得られる．
5 ファーマコフォアは，極性官能基で構成される．

解説 1（誤） 相互作用に必要な官能基は，距離だけでなく，角度を含む空間的な配置が重要である．
2（誤） リガンド分子の空間的配置が重要である．
3（誤） 自由度の高い分子は，官能基の空間的配置が特定できないので，ファーマコフォアの同定には不向きである．
4（正）
5（誤） 疎水性相互作用も重要な因子である．

正解 4

問題 2.2 アゾール系抗真菌薬のファーマコフォアを含む化合物を選びなさい.

解　説
1（誤）　スチルベストロールであり，エストロゲン受容体のファーマコフォアをもつ.
2（誤）　メサドンであり，オピオイド受容体のファーマコフォアをもつ.
3（誤）　ニコチンであり，ニコチン受容体のファーマコフォアをもつ.
4（正）　ミコナゾールであり，エルゴステロールの生合成にかかわるシトクロム P450 酵素阻害のファーマコフォアをもつ.
5（誤）　ピロカルピンであり，ムスカリン受容体のファーマコフォアをもつ.

正解　4

重要事項　医薬品は特異的な生理作用を発現する化合物であり，その発現には生体内の酵素や受容体の活性部位との結合が必要となり，その結合には電子的，立体的に適合した構造がなくてはならない．医薬品と生体との相互作用に必要な官能基間の距離や角度，分子の立体的な特徴

を総合した情報をファーマコフォアと呼び，ファーマコフォアを満足する化合物は生体との相互作用が期待できる．そのためファーマコフォアの同定は，新しい医薬品の創製，作用の増強や毒性の軽減などのための構造変換，薬物の吸収・分布・代謝・排泄などの予測にも応用可能である．その同定には構造活性相関を基本とし，分子力学計算，NMRやX線結晶構造解析などのコンフォメーション解析などの手法が利用される．そのため，現在のファーマコフォアは決して絶対的なものではなく，それらの研究により，さらに精度が向上していく．

具体的な例としてアセチルコリン受容体，オピオイド受容体，エストロゲン受容体などのファーマコフォアが提案されている．

アセチルコリン受容体
ニコチン性　　　　　　ムスカリン性

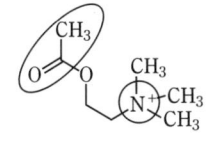

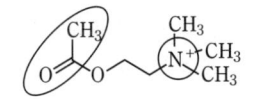

オピオイド受容体 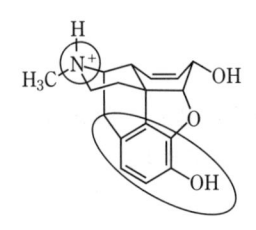　　エストロゲン受容体

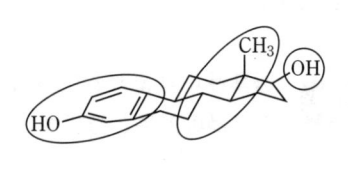

◆ 確認問題 ◆

次の文の正誤を判別し，○×で答えよ．
□□□ 1 ファーマコフォアは，医薬品と受容体の間の相互作用に必要な官能基とそれらの相対的空間的配置，分子の形を総合した情報をいう．
□□□ 2 ファーマコフォアは具体的な分子，官能基を指す．
□□□ 3 ファーマコフォアの同定には構造活性相関研究が最も基本的な方法である．

□□□ 4 ファーマコフォアは，受容体－リガンド複合体のX線結晶解析より，その精度が高まる．
□□□ 5 アセチルコリンがシン型に固定されると，ムスカリン結合部位と一致する．
□□□ 6 ファーマコフォアは新しいリード化合物の検索に利用できる．
□□□ 7 オピオイド受容体のファーマコフォアは，十分に解析されていない．
□□□ 8 内分泌攪乱化学物質が問題なのは，ある特定のファーマコフォアを満たしているためである．

正　解
1　○
2　×　ターゲットに対する化合物群に共通な分子相互作用能力にかかわる．
3　○
4　○
5　×　シン型はニコチンと一致する．
6　○　吸収，分布，代謝等の予測にも利用される．
7　×　アンモニウム塩，芳香環が適切に配置されることが知られている．
8　○

2.1.2 官能基の役割

到達目標　医薬品に含まれる代表的な官能基を，その性質によって分類し，医薬品の効果と結びつけて説明できる．

問題2.3　医薬品の官能基と受容体や酵素が相互作用するときの記述として，正しいものはどれか．
1　ベンゼン環は受容体や酵素の親水性部分との相互作用で安定化される．
2　アミドの窒素原子はプロトン受容体として働く．
3　フェノール性水酸基はプロトン供与体としてのみ働く．
4　エステルはカルボン酸の誘導体なので，イオン性相互作用を示す．

2.1 医薬品のコンポーネント

> 5　脂肪族アミンの多くは生体内 pH ではイオン化し，カチオンとしてイオン性相互作用を示す．

解説
1（誤）ベンゼン環は疎水性官能基である．
2（誤）アミドはカルボニル酸素原子でプロトン受容体，窒素原子はプロトン供与体として働く，両性の官能基である．
3（誤）フェノール性水酸基は酸性を示すが，アルコールと同様にプロトンの受容体としても働く．
4（誤）エステルは中性官能基なので，イオン性相互作用を示さない．
5（正）

正解 5

重要事項　医薬品は生体内の受容体や酵素との間で相互作用することで，シグナルの伝達や酵素の作用に影響を与え，生理作用を制御している．この相互作用する官能基は，酸性官能基，塩基性官能基，中性極性基，中性無極性基（中性疎水性基）に分類できる．酸性極性基はカルボン酸，スルホン酸，リン酸をはじめとするプロトン供与体であり，遊離の状態では水素結合を形成し，アニオンにイオン化した状態では＋に荷電した官能基とイオン相互作用をもつ．塩基性官能基は，アミン，グアニジン，含窒素複素環であり，遊離型ではプロトン受容体として機能し，水素結合に関与する．またこれらは容易にアンモニウム塩を形成，イオン化し，アニオンとの間でイオン相互作用をもつ．この遊離型とアンモニウム塩は平衡状態で存在し，遊離型は膜の透過性，消化管吸収に，アンモニウム塩は受容体，酵素との結合など重要な役割をもつ官能基である．中性極性官能基には，プロトン受容体としてのみ機能するエーテル，エステル，ケトンとプロトン受容体と供与体としての機能を併せもつアルコールやアミドがある．このほかスルファニル（メルカプト）基は重金属と大きな親和性をもち，アミドには置換基によりシス-トランスが存在するなどの特徴をもつ．中性無極性基はファンデルワールス力や疎水性相互作用による相互作用を発揮す

るアルキル鎖やベンゼン環である．主に炭素骨格を構成するためファーマコフォアを構築する重要な役割も併せもつ．

◆ 確認問題 ◆

次の文の正誤を判別し，○×で答えよ．
□□□ 1 テトラゾール環は，塩基性官能基である．
□□□ 2 酸性官能基は生体内のpHではイオン化し，アニオンとして振る舞う．
□□□ 3 イオン化した官能基は生体膜透過に有利である．
□□□ 4 一般に，芳香族アミンは脂肪族アミンに比べ塩基性が弱い．
□□□ 5 スルファニル（メルカプト）基は重金属に大きな親和性をもつ．
□□□ 6 中性極性基は，プロトン受容体，プロトン供与体の2種類に分類できる．
□□□ 7 中性疎水性基は，医薬品の骨格を形成し，ファーマコフォアを維持する．

正 解

1 × 酸性官能基である．
2 ○
3 × 極性の小さな分子が有利である．
4 ○
5 ○
6 × 両性の官能基もある．
7 ○

2.2 ◆ 医薬品に含まれる複素環

2.2.1 医薬品に含まれる複素環

到達目標 医薬品として複素環化合物が繁用される根拠を説明できる．

問題2.4 医薬品に複素環化合物が利用される理由として，最も適当と思われるものはどれか．
1 ファーマコフォアには複素環が多く含まれている．
2 複素環は一般に親水性である．
3 利用される複素環は，芳香族化合物に限られている．
4 複素環の受容体との相互作用は，炭素原子とヘテロ原子の間の分極による．
5 環状化合物は，鎖状化合物と比べファンデルワールス力が小さい．

解説
1（正） ファーマコフォアには多くの複素環がみられる．
2（誤） 複素環にはキノリンやピロールのように疎水性のものが多い．
3（誤） 複素環には脂肪族と芳香族があり，どちらも利用される．
4（誤） 複素環の相互作用は疎水性相互作用もある．
5（誤） 環状化合物の表面積は鎖状化合物と比較して大きく，ファンデルワールス力も大きくなる．

正解 1

問題 2.5 複素環が医薬品に利用される理由として誤っているものはどれか．
1 複素環は，環のサイズの変更が可能である．
2 複素環は，ヘテロ原子の交換が可能である．
3 複素環は，脂肪族と芳香族がある．
4 複素環は，ヘテロ原子の位置の変更が可能である．
5 複素環のヘテロ原子は，電気的に炭素原子より陽性である．

解説
1（正）複素環の環のサイズは多様である．
2（正）ヘテロ原子の交換により相互作用を変化できる．
3（正）複素環には脂肪族と芳香族がある．
4（正）複素環内のヘテロ原子の位置を変えることで相互作用が変化する．
5（誤）一般に複素環に利用されるヘテロ原子は，炭素原子より電気陰性度が大きいので，どちらかといえば陰性である．

正解　5

重要事項 複素環化合物は，環構造に炭素以外の元素を含む環状化合物で，結果として環内に2種類以上の元素を含むことになり，環のサイズや環を形成する元素の種類や数の組合せにより，膨大な数の化合物が可能である．また，この複素環化合物は，炭素環化合物と同様に脂肪族，芳香族に大別でき，芳香族はπ電子の状態でπ過剰系とπ欠如系に分類できる．この複素環化合物は医薬品の中にも多くみられ，環構成元素としてはO, N, S原子を含むことが多い．いずれの原子も非共有電子対をもち，窒素，酸素原子などは炭素より電気陰性度が大きく，これらの要因で複素環の性質が左右される．

◆ 確認問題 ◆

次の文の正誤を判別し，○×で答えよ．

□□□ 1 医薬品と酵素，受容体などとの相互作用で複素環が関わるのは，イオン結合を除くすべてである．

□□□ 2 ファーマコフォアは作用増強に関わる補助作用団である．

□□□ 3 環構造は鎖状構造に比べ，分子の自由度を制限し，ファーマコフォア要素の理想的配置を実現する．

□□□ 4 複素環の構造多様性は，複素環を含む医薬品の多さの要因の1つである．

正 解

1 × 複素環もイオン化することが可能であり，生体内のイオンと相互作用する．
2 × ファーマコフォアは構造の中核で，主薬理作用団である．
3 ○
4 ○ 複素環には芳香族，脂肪族があり，環のサイズやヘテロ原子の種類，数など多様であり，非常に多種類の化合物を創造可能である．

2.2.2 複素環の基本構造

到達目標 医薬品に含まれる代表的な複素環化合物を指摘し，分類することができる．

問題 2.6 複素環化合物の記述について，正しいものはどれか．

1 複素環化合物は，環内にヘテロ原子を含んだ5員環，6員環，およびそれらが縮環した化合物をいう．
2 複素環化合物は，脂肪族と芳香族に分類される．
3 芳香族複素環化合物は，ベンゼンよりも反応性が高い．
4 ヘテロ原子は，窒素，酸素，硫黄原子のことをいう．
5 脂肪族複素環化合物は，鎖状化合物と化学的性質が大きく異なる．

解説

1. （誤）複素環化合物はヘテロ原子を含んだ環状化合物をいい，環の大きさは限定されない．
2. （正）芳香族複素環化合物は，還元されれば脂肪族複素環となる．
3. （誤）芳香族複素環化合物のπ電子密度によりベンゼンと比較し，反応性の低いものも存在する．
4. （誤）ヘテロ原子とは窒素，酸素，硫黄原子だけでなく，炭素原子以外を指す．
5. （誤）脂肪族複素環の性質は，同じ官能基を含む鎖状化合物と類似している．

正解 2

問題 2.7 π欠如系芳香族複素環化合物はどれか．

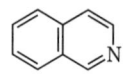

1. ピロール
2. イソキノリン
3. モルホリン
4. ピロリジン
5. インドール

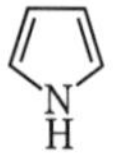

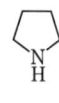

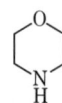

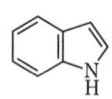

解説

1. ピロール（ピロール環内窒素原子の非共有電子対は，6π電子系形成に利用され，6π電子が5個の原子に非局在化しているため，π過剰系複素環である．）
2. イソキノリン（ピリジン環部は，窒素原子の電気陰性度により，炭素原子上の電子密度が低下している．）
3. モルホリン（脂肪族複素環化合物）
4. ピロリジン（脂肪族複素環化合物）
5. インドール

正解 2

2.2 医薬品に含まれる複素環

問題 2.8 医薬品に利用される複素環のうち，ベンズイミダゾール骨格はどれか．

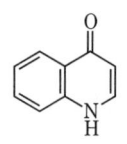

1. フェノチアジン
2. 4-キノロン
3. ベンゾジアゼピン
4. キナゾリン
5. ベンズイミダゾール

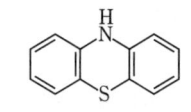

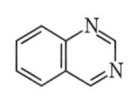

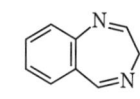

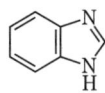

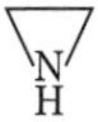

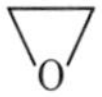

解説
1. フェノチアジン骨格で，抗精神病薬の代表的な骨格である．
2. キノロン骨格で，合成抗菌薬の代表的な骨格である．
3. ベンゾジアゼピン骨格で，催眠・鎮痛薬の代表的な骨格である．
4. キナゾリン骨格で，選択的 α_1 アドレナリン受容体遮断薬の骨格である．
5. ベンズイミダゾール骨格で，プロトンポンプ阻害薬の重要なファーマコフォアである．

正解　5

問題 2.9 医薬品に利用される複素環のうち，アジリジン骨格はどれか．

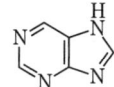

1. オキシラン
2. アジリジン
3. プリン
4. チアゾリジン
5. プテリジン

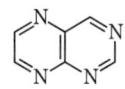

解説
1. オキシラン骨格であり，ホスホマイシン系抗菌薬構造中に含まれる．

2. アジリジン骨格であり，抗悪性腫瘍薬であるアルキル化剤構造中に含まれる．
3. プリン骨格であり，核酸系医薬品の基本骨格の1つである．
4. チアゾリジン骨格であり，インスリン抵抗性改善薬構造中に含まれる．
5. プテリジン骨格であり，葉酸や葉酸代謝系に関わる医薬品構造中に含まれる．

正解　2

重要事項　複素環化合物の分類には，環の大きさや単環，縮合環の区別，ヘテロ原子の数，種類といった構造的な特徴による分類がある．これとは別に，化学反応性に着目した分類もある．これによると複素環は脂肪族，芳香族に大別でき，脂肪族複素環には飽和化合物と不飽和化合物がある．一方，芳香族複素環はπ過剰系とπ欠如系に分類でき，これらの代表例を次に示す．この分類は反応性を比較する上で合理的であり，ベンゼンと比較して環の炭素原子上のπ電子密度が大きいか，小さいかによる．

脂肪族飽和複素環化合物

テトラヒドロフラン 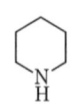　　ピペリジン 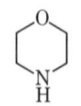　　モルホリン 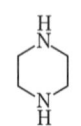　　ピペラジン

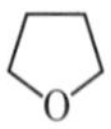

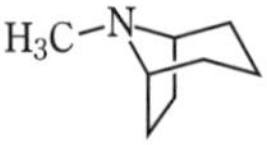

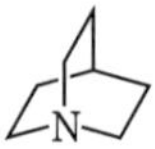

トロパン　　キヌクリジン

2.2 医薬品に含まれる複素環

脂肪族不飽和複素環化合物

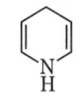

ジヒドロ　　　ジヒドロ　　　イミダゾリン
ピリジン　　　ピラン

芳香族π過剰系複素環化合物

ピロール　　チオフェン　　フラン 　　イミダゾール 　　ピラゾール

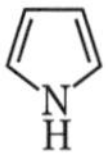

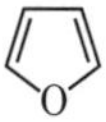

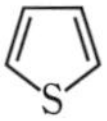

チアゾール 　　イソチアゾール 　　オキサゾール 　　イソキサゾール

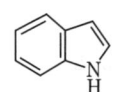

インドール 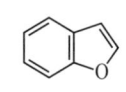　　ベンゾフラン 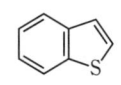　　ベンゾチオフェン

芳香族π欠如系複素環化合物

ピリジン 　　ピリミジン 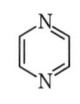　　ピラジン 　　ピリダジン

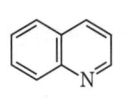

キノリン 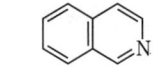　　イソキノリン

◆ 確認問題 ◆

次の文の正誤を判別し，○×で答えよ．

□□□ 1 脂肪族複素環化合物は，飽和化合物と不飽和化合物に分類できる．
□□□ 2 π過剰系，π欠如系の分類は，ヘテロ原子の種類による．
□□□ 3 プリン，ピリミジンは，生体内構成分子の代表的な複素環化合物である．
□□□ 4 トロパン骨格は多環性芳香族複素環である．
□□□ 5 複素環をもつアミノ酸はない．
□□□ 6 医薬品に利用される複素環は，二環性複素環までである．
□□□ 7 糖類は，複素環化合物には分類されない．

正 解

1 ○
2 × ベンゼンと比べて，炭素原子上の電子密度が大きいか小さいかによる．
3 ○
4 × 多環性脂肪族複素環であり，他にキヌクリジンがある．
5 × プロリンはピロリジン環であり，ヒスチジンやトリプトファンはイミダゾールやインドール環をもつ．
6 × フェノチアジンなど三環性複素環も利用される．
7 × 糖類はテトラヒドロピラン環を母核としている．

2.2.3 芳香族複素環化合物の性質

到達目標 代表的な芳香族複素環化合物の性質を芳香族性と関連づけて説明できる．

問題 2.10 塩基性芳香族複素環化合物はどれか．

1　ピロール　　2　チオフェン　　3　キノリン

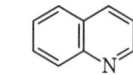

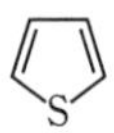

4 インドール　5 フラン

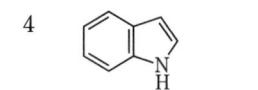

解　説	1	ピロール
	2	チオフェン
	3	キノリン（非共有電子対が芳香族性に利用されていないので，塩基性を示す．）
	4	インドール
	5	フラン

正解　3

問題 2.11　π過剰系芳香族複素環化合物の記述で正しいものはどれか．
1　π過剰系複素環化合物は，ヘテロ原子の非共有電子対を利用することなく，芳香族性を示す．
2　ピロールはπ過剰系複素環化合物で，ベンゼンより求電子置換反応を受けやすい．
3　π過剰系複素環は，酸化反応を受けにくい．
4　含窒素π過剰系複素環は塩基性をもち，塩形成や水溶性に富むものが多い．
5　π過剰系複素環は，酸に安定である．

解　説　1（誤）　π過剰系複素環は，ピロールに代表されるように非共有電子対（孤立電子対）が6π電子系に組み込まれている．
2（正）　ピロールの窒素原子の非共有電子対は芳香族性に利用され，ベンゼン環上の炭素原子よりπ電子密度が大きいので，求電子試薬と反応しやすい．
3（誤）　電子を与えやすいπ過剰系複素環は酸化されやすい．
4（誤）　非共有電子対が芳香族性に利用されるので，塩基性を示さ

ない.
5（誤） 電子を与えやすいπ過剰系複素環は酸でプロトン化され，重合しやすい.

正解　2

重要事項　芳香族複素環化合物の性質は，環内に含まれるヘテロ原子がその特異的性質発現の要因になっている場合が多い．π過剰系複素環は環内のヘテロ原子の非共有電子対が芳香環形成に動員され，6π電子系を満足する．そのため6π電子が5員環上に分布するため，ベンゼン誘導体より電子密度が大きく，求電子試薬の攻撃を受けやすい．また，環内ヘテロ原子は水素結合の受容体になりにくいために，水に難溶性なものが多い．一方，π欠如系複素環では，環内窒素原子の非共有電子対が芳香環形成に関与していないので，塩基性窒素をもつことになり，塩形成や水溶性に富むものが多い．また，環内炭素原子上の電子密度が低いので，求電子試薬より求核試薬に対する反応性が大きい．

◆ 確認問題 ◆

次の文の正誤を判別し，○×で答えよ.
□□□ 1　2-ヒドロキシピリジンの互変異性体，ピリド-2-オンは芳香族性をもたない．
□□□ 2　複素環の芳香族性はヘテロ原子の非共有電子対を考慮する場合がある．
□□□ 3　窒素原子を2つもつイミダゾールは，一方の窒素原子の非共有電子対の影響で塩基性をもつ．
□□□ 4　インドールはどちらかといえば，塩基性である．
□□□ 5　ピリジンの塩基性が脂肪族アミンより弱いのは，芳香族性に非共有電子対が利用されているからである．

正　解
1　×　双性イオン形共鳴構造によって芳香族性を維持する．

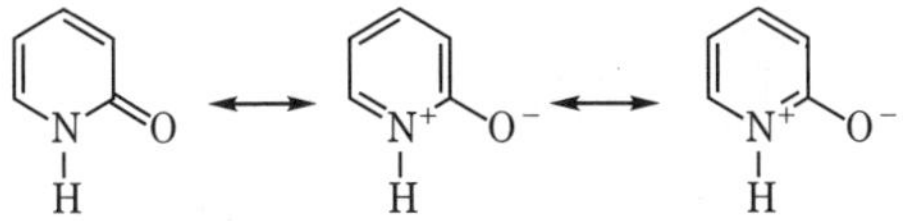

2 ◯
3 ◯
4 ×　酸性である．
5 ×　ピリジン環の窒素原子は sp² 混成軌道の窒素原子であり，s 性が大きいためである．

2.2.4　芳香族複素環の求電子試薬に対する反応性

到達目標　代表的芳香族複素環の求電子試薬に対する反応性および配向性について説明できる．

問題 2.12　π 過剰系芳香族複素環の求電子試薬に対する反応性で誤った記述はどれか．
1　ピロールやインドールはベンゼンより求電子置換反応を受けやすい．
2　ピロールの求電子置換反応は 2 位で起こる．
3　ピロールの臭素化は，ルイス酸存在下で進行する．
4　インドールの求電子置換反応は 3 位で起こる．
5　インドールの求電子置換反応は σ 錯体を中間体として進行する．

解説　1（正）　炭素原子上の π 電子過剰のピロールやインドールは求電子反応を受けやすい．

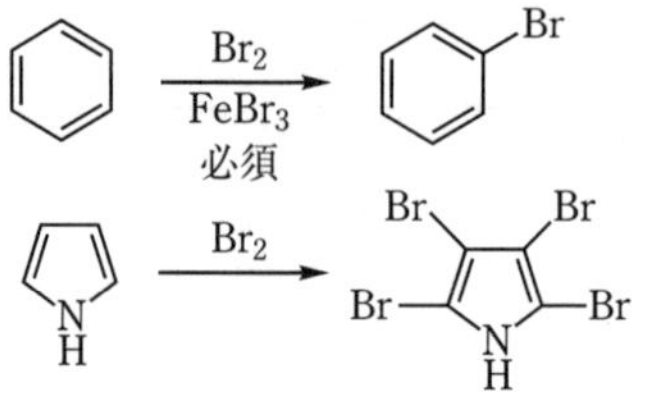

2（正）　σ錯体は，2位置換体のほうが共鳴構造式の関与が多く安定である．

C_2σ錯体
X＝O，NH，S
E：求電子試薬

C_3σ錯体
X＝O，NH，S
E：求電子試薬

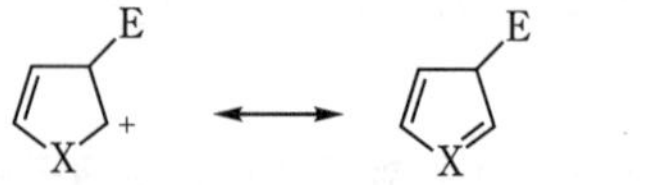

3（誤）　ルイス酸を必要としないくらい反応性が高い．

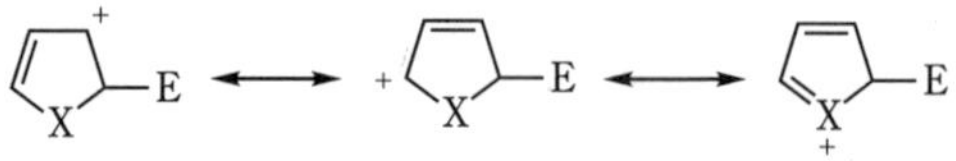

4（正）　σ錯体Aは，ベンゼン環の芳香族性が維持されており，σ錯体Bよりも安定であるので，インドールは3位で進行する．

A　　　　B

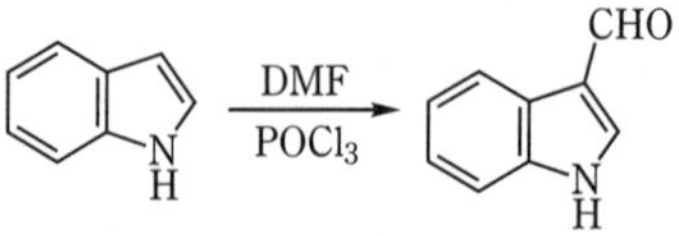

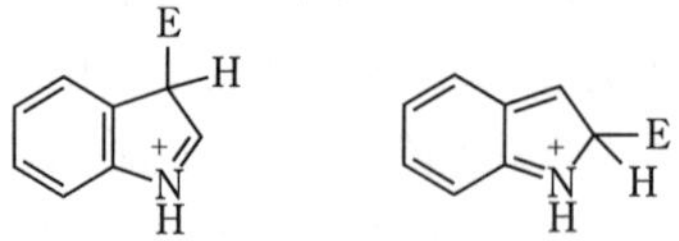

5（正）　求電子反応では中間体としてσ錯体が形成される．

(正解)　3

問題 2.13　π欠如系芳香族複素環の求電子置換反応で正しい記述はどれか．

1　ピリジンの求電子置換反応は2位で起こる．

2　ピリジンはベンゼンより求電子置換反応を受けやすい．

3 ピリジンは求電子性の高いハロアルカンと反応し，ピリジニウム塩と呼ばれる第4級塩を生成する．
4 キノリンの求電子置換反応はピリジン環部で起こる．
5 イソキノリンの求電子置換反応は1位で起こる．

解説

1（誤） ピリジン環の2位，4位は電子不足で反応性が低い．

2（誤） 炭素原子上のπ電子はベンゼンより不足しているので，求電子置換反応は受けにくい．

3（正） ピリジンの窒素原子は塩基性が高く，ハロアルカンと反応しやすい．

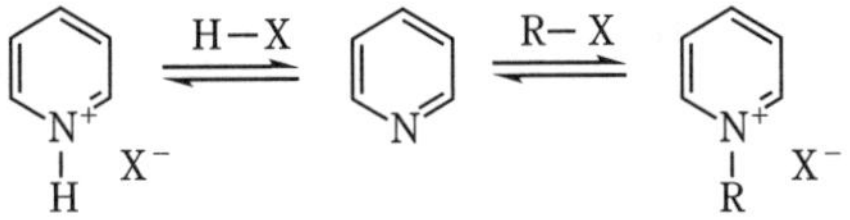

4（誤） キノリン環のピリジン環部はベンゼン環より電子が不足しているので，求電子置換反応は不活性である．

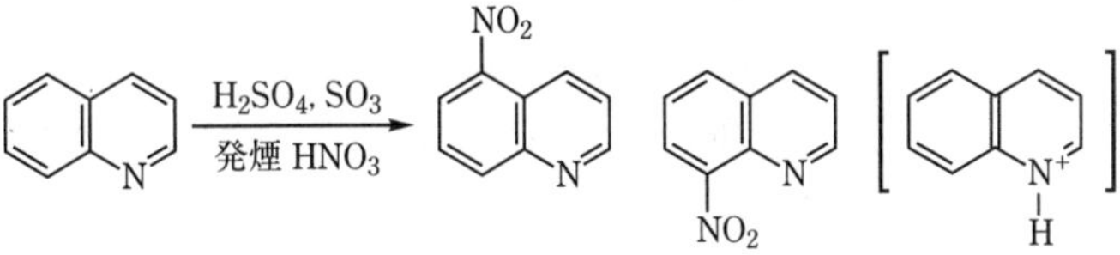

5（誤） イソキノリン環の求電子置換反応は5位，8位で進行しやすい．

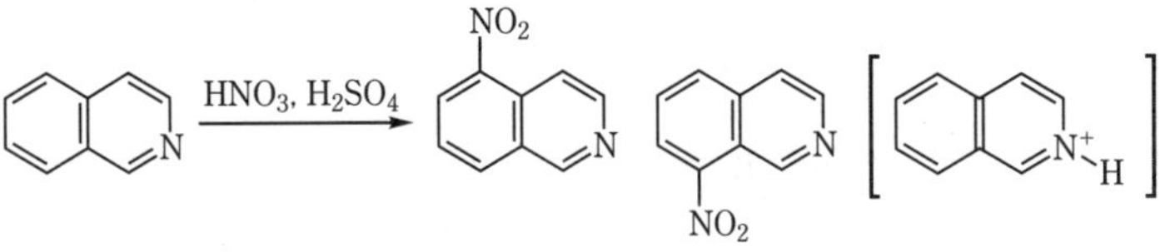

正解 3

重要事項 芳香族複素環における求電子試薬との反応は，π欠如系とπ過剰系

に分類すると理解しやすい．

π欠如系複素環は，窒素原子の非共有電子対が芳香族性に利用されず，また，窒素原子の電気陰性度により環内のπ電子が窒素原子上に引きつけられている．そのためπ欠如系複素環は，ピリジンに代表されるように塩基性を有し，求電子置換反応に対してはベンゼンより反応性が低い．π欠如系複素環は塩基性をもつことから，アシル化剤や求電子性の高いハロアルカンといった求電子試薬は塩基性の窒素原子と四級塩を形成する．一方，求電子置換反応には不活性であり，過酷な条件下でのみ進行し，その配向性は中間体であるσ錯体の安定性（共鳴構造式の数）などにより説明できる．

π過剰系複素環は，ヘテロ原子の非共有電子対が芳香性に利用されるため，6π電子が5員環上に分布することになり，ベンゼンと比較して求電子反応を受けやすい．そのため強い酸性条件でプロトン化されやすく，プロトン化されると不安定となり，重合する．また，酸化剤に対しても不安定である．これら不安定性は電子吸引基の導入により一部解消され，安定性が増す．一般的な求電子置換反応はベンゼンよりも穏和な条件で反応が進行し，ルイス酸を必要としない反応もある．その配向性は中間体のσ錯体の安定性などを考慮することで予測可能である．

2.2 医薬品に含まれる複素環　59

$$\text{フラン} \xrightarrow{Br_2} \text{フラン-Br} \xrightarrow{Br_2} \text{Br-フラン-Br}$$

◆ 確認問題 ◆

次の文の正誤を判別し，○×で答えよ．
□□□ 1　フランは強酸により，重合分解しやすい．
□□□ 2　ピリジンの求電子置換反応の配向性は，アニオン中間体の安定性で説明できる．
□□□ 3　ピロール環に電子吸引性基を導入すると酸に対して安定となる．
□□□ 4　フランのアシル化には，ルイス酸が必要である．
□□□ 5　ピリジンのニトロ化反応は，3位で進行する．
□□□ 6　芳香環上のハロゲン原子は求電子置換反応の反応性をほとんど低下させないので，フランでは2,5-ジハロ体が生成しやすい．

正　解
1　○
2　×　カチオン中間体を考慮する．
3　○
4　×　ベンゼンより反応性が高いので，ルイス酸は必要ない．
5　○
6　○

2.2.5　芳香族複素環の求核試薬に対する反応性

到達目標　代表的芳香族複素環の求核試薬に対する反応性および配向性について説明できる．

問題 2.14　π欠如系芳香族複素環の求核反応の記述として正しいのはどれか．

60　2. 医薬品のコアとパーツ

1　ピリジンをナトリウムアミドと加熱すると4-アミノピリジンを与える．
2　3-クロロピリジンはカリウムアミドと求核置換反応が進行し，3-アミノピリジンを与える．
3　4-クロロピリジンの求核置換反応は，付加-脱離反応が連続して起こり，4位で置換反応が進行する．
4　キノリンの求核付加反応は，主にベンゼン環部で進行する．
5　キノリンはアルキルリチウムと反応し，ピリジン環部の芳香族性は維持される．

解説　1（誤）　ピリジン環の2位は電子不足なので，2位で求核反応を受けやすい．

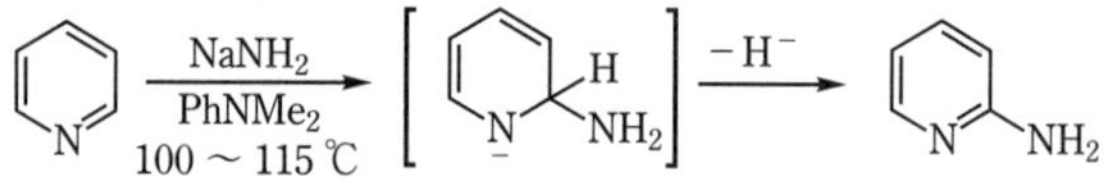

2（誤）　ピリジン3位への求核反応では，中間体は電気陰性度の大きい窒素原子上に負電荷をもつ共鳴構造を含まず，不安定で反応が進行しない．一方，強塩基処理では，別の反応経路で3-アミノピリジンが生成する．

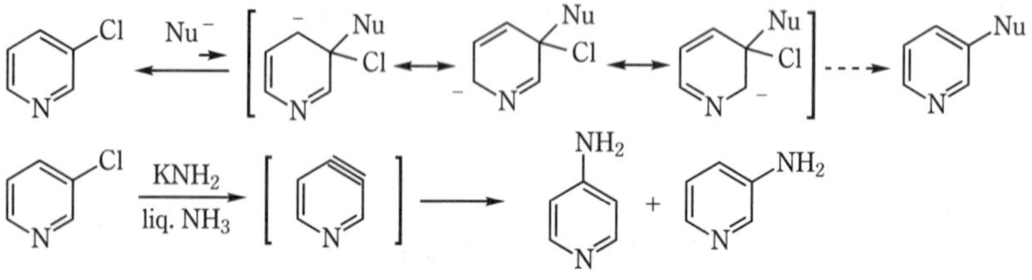

3（正）　置換反応は付加-脱離機構で進行する．

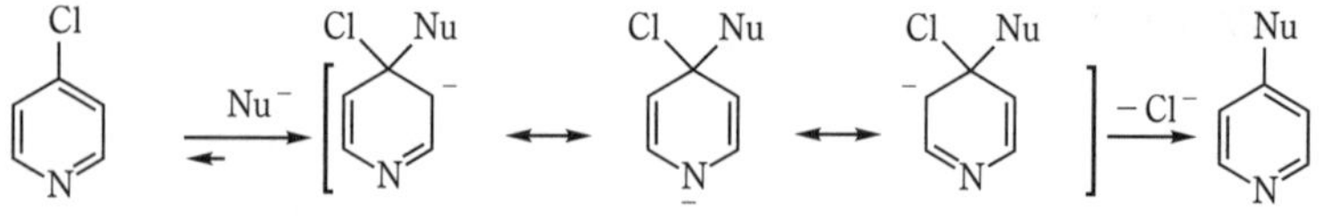

Nu = R$^-$，RO$^-$，RS$^-$，RNH$^-$ etc

4（誤） π電子の欠乏しているピリジン環部で進行する．

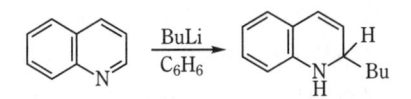

$$\text{キノリン} \xrightarrow[C_6H_6]{BuLi} \text{2-ブチル-1,2-ジヒドロキノリン}$$

5（誤） キノリン環は，ピリジン環部で有機金属試薬と容易に反応するが，芳香族性がいったん失われる．しかし，加熱することで容易に芳香族化される．

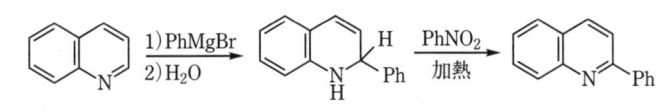

$$\text{キノリン} \xrightarrow[2)H_2O]{1)PhMgBr} \text{2-フェニル-1,2-ジヒドロキノリン} \xrightarrow[\text{加熱}]{PhNO_2} \text{2-フェニルキノリン}$$

正解　3

問題 2.15 キノリンを水素化アルミニウムリチウムで処理したとき，得られる化合物はどれか．

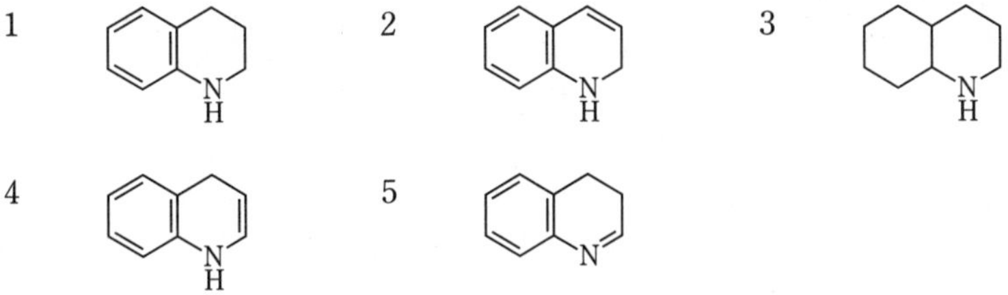

1. 1,2,3,4-テトラヒドロキノリン
2. 1,2-ジヒドロキノリン
3. デカヒドロキノリン
4. 1,4-ジヒドロキノリン
5. 3,4-ジヒドロキノリン

解説
1（誤）
2（正）　キノリンへの求核付加反応は2位で進行する．
3（誤）
4（誤）
5（誤）

正解　2

重要事項　芳香族複素環の求核試薬に対する反応性も，π欠如系とπ過剰系に分類すると理解しやすい．

π欠如系複素環は，炭素上の電子密度がベンゼンより低いため，求核付加反応や求核置換反応に対して活性である．求核付加反応は，金属アミドや有機金属試薬を用いることで付加反応が2位選択的に進行する．付加体は加熱などの条件で容易に酸化され，芳香族化される．そのため，高温で金属アミドと反応するチチバビン（Chichibabin）反応などでは直接芳香族化が進む．また配向性は，ピリジンでは金属原子が窒素原子に引き寄せられることから，窒素原子の隣で求核付加反応は進行する．一方，求核置換反応は，2-クロロピリジンのように電子密度の低い炭素上にハロゲンをもつ化合物では，Meisenheimer型中間体を経由し，ハロゲンの脱離を伴い，置換反応が進行する．ただし，3-クロロピリジンのように不安定な中間体をもつ場合には反応自体が進行しないし，たとえ反応が進行しても求核付加-脱離の形式ではない．求核試薬にはRO⁻，RS⁻，RCONH⁻，RNH⁻，R⁻などが用いられる．

π過剰系複素環の代表であるピロールやフランは，求核試薬に対して不活性である（反応例1）．ただし，電子吸引基と脱離基が同一分子内で共役する位置に存在する場合には，π電子過剰性が緩和され付加-脱離の形式で求核置換反応が進行する（反応例2）．また，チアゾールなど複数のヘテロ原子をもつπ過剰系複素環でも，窒素原子の電子吸引性により，ハロゲン化された化合物では，求核置換反応が進行する（反応例3）．

(1) [フラン-Br] + NaOMe →(100℃, ✗) [フラン-OMe]

(2) MeO₂C-[フラン]-Br + NaOMe →(MeOH, 90℃, 59%) MeO₂C-[フラン]-OMe

(3) [チアゾール]-Br + PhSNa →(MeOH, 75%) [チアゾール]-SPh

◆ 確認問題 ◆

次の文の正誤を判別し，○×で答えよ．

□□□ **1** フランでは求核置換反応が容易に進行する．

□□□ **2** ピリジンとナトリウムアミドから 2-アミノピリジンを与える反応は，チチバビン反応という．

□□□ **3** ピリジンは有機金属化合物と反応して，水素原子と直接置換反応する．

□□□ **4** ピロールは，ナトリウムアミドと付加反応して，3-アミノピロールを与える．

□□□ **5** 2-ハロピリジンの求核置換反応は S_N1 反応で進行する．

□□□ **6** π過剰系複素環の求核置換反応は，電子吸引基と脱離基が同一分子内で共役する位置にある場合に進行する．

□□□ **7** 複素環への求核付加生成物は，容易に還元され芳香族化される．

正 解

1 × π過剰系複素環であるフランは，求核試薬に対して不活性で，求電子置換反応に対して活性である（問題 2.15 の解説の反応例 1 を参照）．

2 ○

3 × 有機金属試薬のピリジンとの直接的な反応は，付加-酸化で進行する．

4 × ピロールは酸性の水素をもつのでナトリウム塩を形成する．

[ピロール-NH] →(NaNH₂, KNH₂ or RMgX) [ピロール-NM]   M = Na, K, MgX

2. 医薬品のコアとパーツ

5 × 付加-脱離の形式で進行する．

6 ○

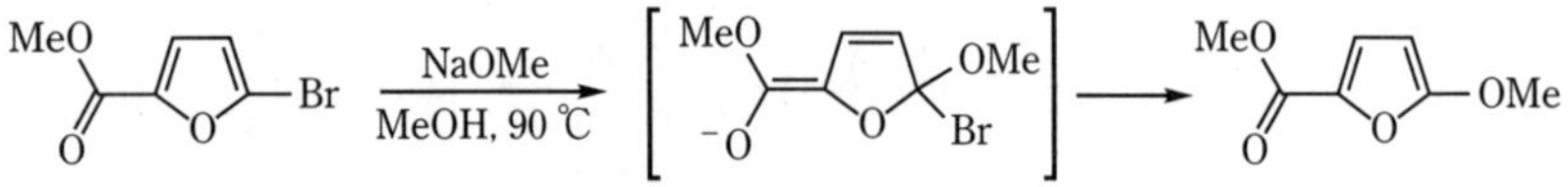

$$\text{MeO-CO-furan-Br} \xrightarrow[\text{MeOH, 90°C}]{\text{NaOMe}} \left[\text{intermediate with MeO, O}^-, \text{OMe, Br} \right] \longrightarrow \text{MeO-CO-furan-OMe}$$

7 × 加熱等の条件で酸化されて芳香族化される．

2.3 ◆ 医薬品と生体高分子

2.3.1 非共有結合的に相互作用しうる官能基

到達目標 生体高分子と非共有結合的に相互作用しうる官能基を列挙できる．

問題 2.16 医薬品と生体高分子との結合について，正しい記述はどれか．

1 イオン結合は結合エネルギーが大きく切断が困難であるが，水中ではさらに強固になる．
2 医薬品が受容体に疎水性相互作用するためには，医薬品が受容体に十分に接近する必要がある．
3 医薬品の構造に含まれるベンゼン環は，酵素や受容体タンパク質に結合する際，イオンを形成する．
4 医薬品の構造に含まれるカルボニル基，アミノ基，水酸基は，酵素や受容体タンパク質に結合する際，疎水性相互作用を形成する．
5 水素結合は結合エネルギーが小さいため，医薬品と生体高分子との相互作用における存在は重要ではない．

解説 1（誤） イオン結合の結合エネルギーは大きいが，水中（生体内）では水和によって結合は可逆的なものになり，その結合は弱くなる．

2（正） 疎水性相互作用は分子同士が十分に接近した場合に発生する．分子が十分に接近するためには分子相互の立体構造が大事になる．

3（誤） ベンゼン環は疎水性相互作用や π-π 相互作用による結合に関与する．

4（誤） カルボニル基，アミノ基，水酸基は，生体高分子とイオン結合，水素結合，イオン-双極子相互作用，双極子-双極子相互

作用に関与する.

5（誤）水素結合は結合エネルギーは小さいが，医薬品が生体高分子と結合する際に重要な役割を果たしている.

正解　2

問題 2.17 生体高分子と医薬品の相互作用において，官能基間での結合あるいは相互作用の種類の組合せで正しいのはどれか.

1　ベンゼン環…ベンゼン環 ――――――― 共有結合
2　水酸基…水酸基 ――――――――――― π-π 相互作用
3　アミノ基…カルボキシ基 ――――――― イオン結合
4　アルキル基…アルキル基 ――――――― 水素結合
5　スルファニル基…スルファニル基 ―― イオン結合

解説

1（誤）ベンゼン環同士は π-π 相互作用を形成する.
2（誤）水酸基同士は水素結合を形成する.
3（正）アミノ基は陽イオンに，そしてカルボキシ基は陰イオンになるのでイオン結合で結合する.
4（誤）アルキル基同士は疎水性相互作用を形成する.
5（誤）スルファニル基（-SH）同士はジスルフィド結合という共有結合の一種で結合する.

正解　3

問題 2.18 タンパク質中に含まれる下のアミノ酸のうち，π-π 相互作用に関与する側鎖をもつのはどれか.

1　セリン
2　アルギニン
3　フェニルアラニン
4　アスパラギン酸
5　グルタミン酸

解説

1（誤） 側鎖には水酸基があり，水素結合や双極子-双極子相互作用に関与する．

2（誤） 側鎖にはグアニジノ基があり，イオン結合やイオン-双極子相互作用に関与する．

3（正） 側鎖には芳香環であるフェニル基があり，π-π 相互作用に関与する．フェニルアラニン以外にも，側鎖に芳香環をもつチロシン，トリプトファンは π-π 相互作用に関与する．

4（誤），5（誤） 側鎖にはカルボキシ基があり，イオン結合やイオン-双極子相互作用に関与する．

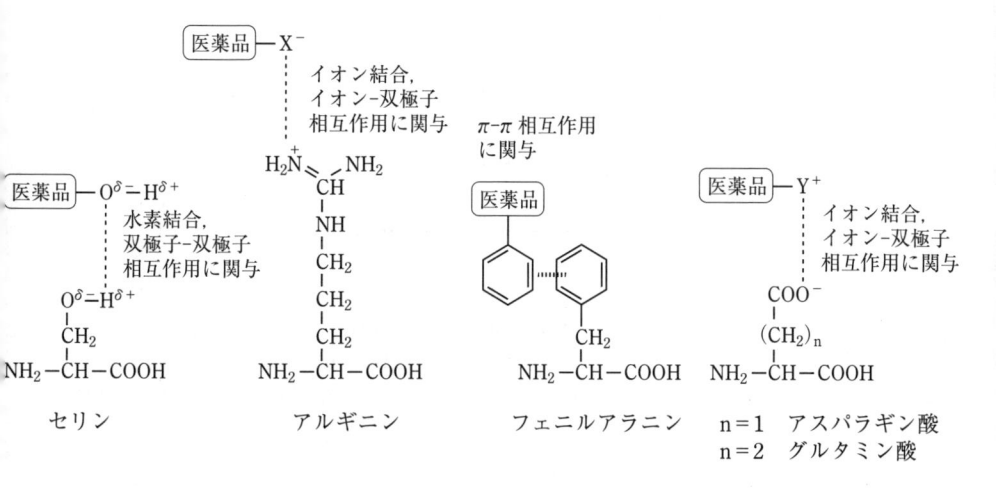

正解 3

問題 2.19 タンパク質中に含まれる下のアミノ酸のうち，生理的 pH においてイオン結合を形成することができるアミノ酸はどれか．

1 バリン
2 ロイシン
3 イソロイシン
4 プロリン
5 リシン

解説
1（誤） 側鎖はイソプロピル基であり，イオン結合を形成することはできない．
2（誤） 側鎖はイソブチル基であり，イオン結合を形成することはできない．
3（誤） 側鎖は*sec*-ブチル基であり，イオン結合を形成することはできない．
4（誤） 環状アミノ酸であり，イオン結合を形成することはできない．
5（正） 側鎖にはアミノ基があり，イオン結合を形成することができる．

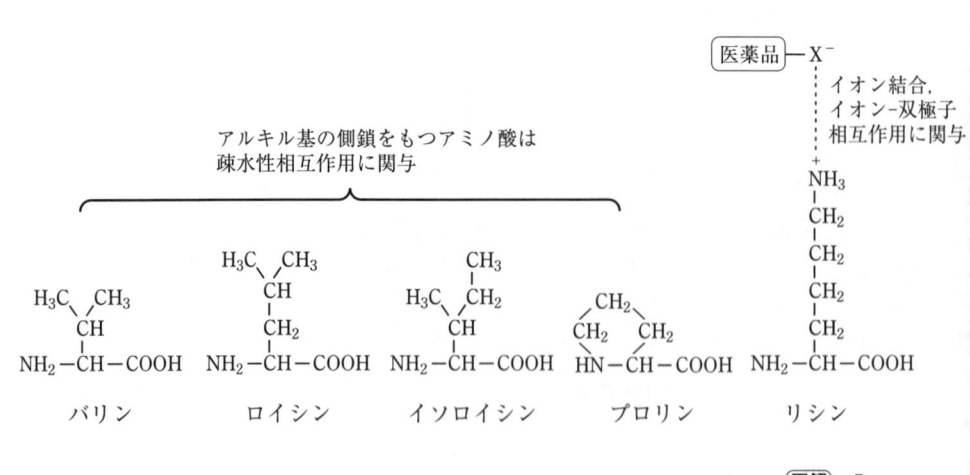

アルキル基の側鎖をもつアミノ酸は疎水性相互作用に関与

医薬品—X⁻　イオン結合，イオン-双極子相互作用に関与

バリン　ロイシン　イソロイシン　プロリン　リシン

正解　5

問題 2.20 非共有結合性の相互作用のうち，最も結合力の弱い相互作用はどれか．
1　水素結合
2　イオン結合
3　π-π 相互作用
4　イオン-双極子相互作用
5　ファンデルワールス力

解説 1（誤） 水素原子が，酸素原子，窒素原子，フッ素原子のような電気陰性度の非常に大きい原子 X に結合すると，その分子（HX）内で双極子（$H^{\delta+}X^{\delta-}$）が生じる．その際，1つの分子の $H^{\delta+}$ と別の分子 $X^{\delta-}$ の間で形成されるのが水素結合である．

2（誤） 陽イオンと陰イオンが静電的に引き合い生じる結合がイオン結合である．

3（誤） 非局在化したπ電子系により分散力が発現し，2つの平面構造をもつ芳香環が積み重ねたような配置で安定化する相互作用である．

4（誤） 分子（官能基）内で電気陰性度の差により生じる双極子と，陽イオンあるいは陰イオンとの間で形成される相互作用である．

5（正） ファンデルワールス力は種々の非共有結合性の相互作用の中で，最も結合力の弱い相互作用である．メタンやベンゼンのような無極性分子，あるいはヘリウムやネオンのような希ガスにおいても，ある瞬間において電子は動いているため，分子内に一時的な電子の片寄りが生じ，弱い双極子を形成する．これが周囲の分子の双極子を誘起させる．こうして生成した双極子同士が分子間で引き合うことにより生じる非常に弱い電気的な引力をファンデルワールス力という．

正解 5

問題 2.21 アンギオテンシン変換酵素（ACE）阻害薬カプトプリルの構造式中で，アンギオテンシン変換酵素（ACE）の活性中心に存在する亜鉛イオンと相互作用する原子団はどれか．

1 スルファニル（メルカプト）基
2 メチル基
3 カルボニル基
4 プロリン残基のメチレン
5 カルボキシ基

2. 医薬品のコアとパーツ

解説 1（正） スルファニル基（−SH）は金属に対して優れた配位能をもつ基であり，アンギオテンシン変換酵素（ACE）の中の亜鉛イオンと相互作用する．
2（誤） 疎水性相互作用に関与する．
3（誤） イオン-双極子相互作用や双極子-双極子相互作用に関与する．
4（誤） 疎水性相互作用に関与する．
5（誤） イオン結合やイオン-双極子相互作用に関与する．

アンギオテンシン変換酵素（ACE）

カプトプリル

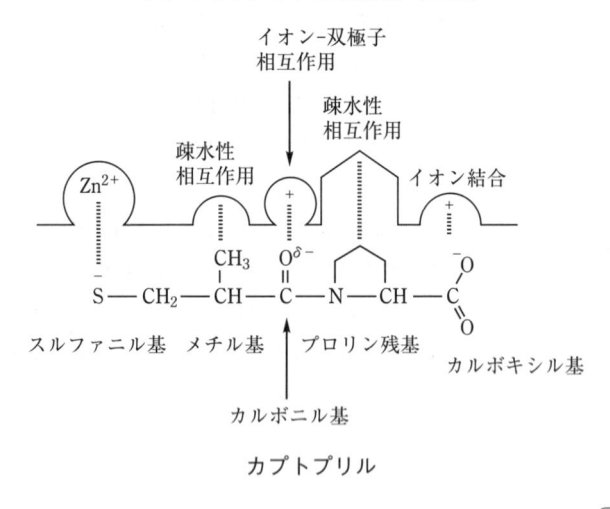

正解 1

2.3.2 共有結合しうる官能基

到達目標 生体高分子と共有結合で相互作用しうる官能基を列挙できる．

問 2.22 医薬品がもつ下の官能基の中で，生体高分子と共有結合を形成しうる官能基はどれか．
1 カルボニル基
2 カルボキシ基
3 ヒドロキシ基

4　フェニル基
    5　スルファニル基

解説　1（誤）　カルボニル基（-C=O）には，酸素原子にはδ^-，炭素原子にはδ^+という双極子が生じる．この双極子と他のイオンや双極子との間で，イオン-双極子相互作用や双極子-双極子相互作用を形成する．
　　2（誤）　カルボキシ基（-COOH）が電離したカルボキシラートイオン（-COO$^-$）がイオン結合やイオン-双極子相互作用を形成する．
　　3（誤）　ヒドロキシ基（-OH）は水素結合や双極子-双極子相互作用を形成する．
　　4（誤）　フェニル基は他の芳香環とπ-π相互作用を形成する．
　　5（正）　スルファニル（メルカプト）基（-SH）は生体内のスルファニル基（-SH）と共有結合であるジスルフィド結合（-S-S-）を形成する．

　　　　　　　　　　　　　　　　　　　　　　　　　　　正解　5

問題 2.23　共有結合について，正しい記述はどれか．
    1　有機化合物内で形成される化学結合の中で，結合エネルギーが最小である．
    2　生理条件下において，水素結合に比べると不安定である．
    3　ペプチド結合は，共有結合の一種である．
    4　アミノ基（-NH$_2$）はジスルフィド結合を形成しやすい．
    5　共有結合により発現される薬効の持続時間は，比較的短いものが多い．

解説　1（誤）　共有結合は，結合に関与する2つの原子がそれぞれの電子を共有することによって形成される結合であり，その結合エネ

ルギーは他の化学結合に比べると大きい.
2（誤） 共有結合は非常に安定であり，生理条件下においても水素結合よりも安定である.
3（正） ペプチド結合（-CO-NH-）は共有結合であり，アミノ基とカルボキシ基から水分子がとれる縮合反応によりできるもので，アミド結合ともいう.
4（誤） ジスルフィド結合（-S-S-）を形成しやすいのは，アミノ基ではなく，スルファニル基である. 2つのスルファニル基（-SH）が酸化的に結合することにより，ジスルフィド結合（-S-S-）を形成する.
5（誤） 共有結合により発現される薬効の持続時間は，共有結合が非常に安定な結合であることから比較的長いものが多い.

正解 3

問題 2.24 生体分子とジスルフィド結合をすることにより薬理作用を発揮する医薬品はどれか.

解説 1（誤） 抗がん薬マイトマイシンCの構造式である. マイトマイシンCは，分子内のアジリジン環が開環し，DNAのグアニン（G），チミン（T）をアルキル化することにより抗腫瘍活性を示す薬物である.

マイトマイシン C の作用機序

2（誤） シスプラチンの構造式である．シスプラチンは，配位子である 2 つの塩素原子が DNA 中の窒素原子と配位子交換することにより結合することで抗腫瘍活性を示す薬物である．

3（誤） アスピリンの構造式である．アスピリンは，アラキドン酸からプロスタグランジン G_2（PGG_2）への変換を触媒するシクロオキシゲナーゼ（COX）を不可逆的に阻害する．その結果，発熱，発痛，炎症の触媒物質である PG の生産を抑えることにより作用が発現すると考えられている．その作用機構としては，シクロオキシゲナーゼ中のセリン残基の水酸基を，アスピリンのアセチル基がエステル交換反応することによりアセチル化し，シクロオキシゲナーゼを阻害している．

4（正） オメプラゾールの構造式である．オメプラゾールはプロトンポンプ（H^+, K^+-ATPase）の作用を阻害することにより，胃酸分泌を抑制するプロトンポンプ阻害薬 proton pump inhibitor（PPI）である．最初に開発された PPI がオメプラゾールであり，その後，ラベプラゾール，ランソプラゾールなどが開発された．これらは，強酸性条件下，転位反応を起こし，活性本体であるスルフェンアミドへと変換される．これがプロトンポンプ（H^+, K^+-ATPase）の中のシステイン残基のスルファニル（メルカプト）基（−SH）とジスルフィド結合を形成して不可逆的に酵素活性を阻害する．

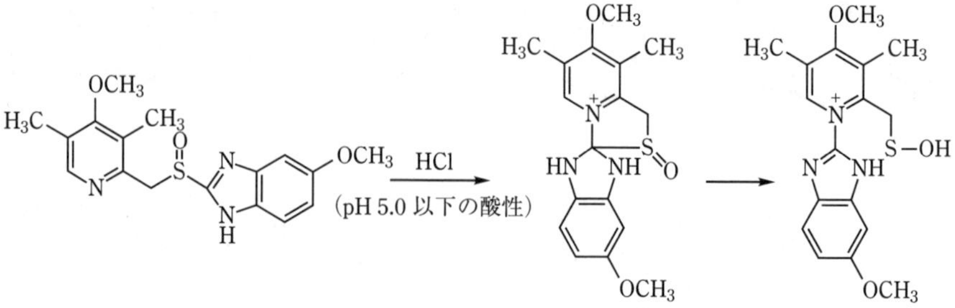

74   2. 医薬品のコアとパーツ

オメプラゾール
omeprazol

スピロ環

スルフェン酸

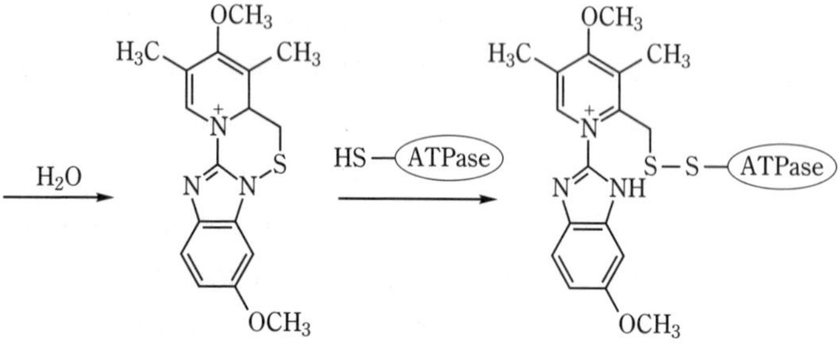

スルフェンアミド

プロトンポンプ阻害薬（**PPI**）の作用機構

5（誤）ペニシリンGの構造式である．ペニシリンGなどのβ-ラクタム系抗生物質は，細胞膜合成阻害によりその効果を発揮する．すなわち細胞壁の主成分であるペプチドグリカン形成において直鎖状ペプチド鎖の架橋形成（網目構造形成）をつかさどる酵素トランスペプチダーゼを阻害する．トランスペプチダーゼのセリン残基の水酸基は，基質として直鎖状ペプチド末端のD-Ala-D-Ala構造を切断する．これがβ-ラクタムの構造と似ているため，トランスペプチダーゼが本来の基質D-Ala-D-Alaではなく，β-ラクタム系抗生物質とエステル結合する．これにより酵素活性が失われ，阻害が起きる．

2.3 医薬品と生体高分子 75

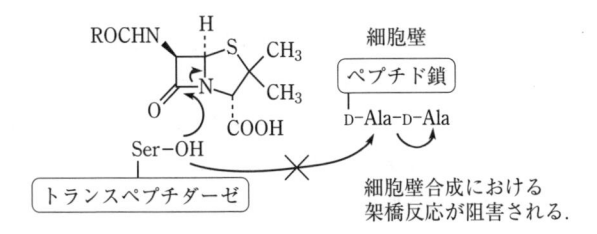

β-ラクタム系抗生物質の作用機構

正解 4

問題 2.25 生体内高分子との化学結合について，正しい記述はどれか．
1 生体内高分子中のセリン残基の水酸基は，α,β-不飽和カルボニル基をもつ薬物とイオン結合を形成する．
2 パラチオンでリン酸エステル化されたコリンエステラーゼは，容易に加水分解され，活性はすぐに復活する．
3 抗腫瘍薬のアルキル化剤は，活動が盛んな腫瘍細胞のDNAをアルキル化するが，増殖期にある正常細胞にも重篤な損害を与える．
4 薬物がもつスルファニル（メルカプト）基は，生体内のシステインのスルファニル基とペプチド結合を形成する．
5 テトラヒドロリプスタチンは，β-ラクタム環がリパーゼ中のセリン残基のヒドロキシ基とアミド結合を形成することで，脂肪吸収を阻害する．

解説 1（誤）セリン残基の水酸基は，α,β-不飽和カルボニル基をもつ薬物とマイケル（Michael）付加反応を起こし，共有結合を形成する．
2（誤）パラチオンなどによりリン酸エステル化されたコリンエステラーゼの加水分解は困難であり，そのためコリンエステラーゼの活性は長期にわたって低下する．

3（正）
4（誤）　薬物がもつスルファニル基（−SH）は，生体内のシステインのスルファニル基（−SH）とジスルフィド結合を形成する．
5（誤）　テトラヒドロリプスタチンは，β-ラクトン環がリパーゼ中のセリンのヒドロキシ基とエステル結合を形成することで，脂肪吸収を阻害する抗肥満薬である．

テトラヒドロリプスタチン

正解　3

◆ 確認問題 ◆

次の文の正誤を判別し，○×で答えよ．

□□□ 1　アミノ酸の中で，トレオニンやセリンはタンパクの疎水性ポケットの形成に関与する．
□□□ 2　サリチル酸の水酸基は分子間水素結合を形成している．
□□□ 3　脂質膜構造に見られるアルキル基の配列はファンデルワールス力によるものである．
□□□ 4　カルボニル化合物やアミン，アルコールなどのヘテロ原子を含む化合物は，水素結合で生体分子と相互作用する官能基である．
□□□ 5　抗悪性腫瘍薬のチオテパ，マイトマイシンCはアジリジン環をもち，DNA（deoxyribonucleic acid）のアルキル化反応を起こす．
□□□ 6　セリンの水酸基，システインのチオール基，リシンの ω-アミノ基などはマイケル（Michael）付加反応により配位結合を形成する．

正　解

1　×，2　×，3　○，4　○，5　○，6　×

2.4 ◆ 生体分子を模倣した医薬品

2.4.1 カテコールアミン

到達目標 カテコールアミンアナログの医薬品を列挙し，それらの化学構造を比較できる．

問題 2.26 L-フェニルアラニン **A** から始まるノルアドレナリン（ノルエピネフリン）**B** の生合成経路の順で，正しいものはどれか．

1　**A**→L-ドーパ→ドパミン→L-チロシン→**B**
2　**A**→ドパミン→L-ドーパ→L-チロシン→**B**
3　**A**→L-ドーパ→L-チロシン→ドパミン→**B**
4　**A**→L-チロシン→ドパミン→L-ドーパ→**B**
5　**A**→L-チロシン→L-ドーパ→ドパミン→**B**

解説　1（誤）　2（誤）　3（誤）　4（誤）　5（正）

正解 5

重要事項　ノルアドレナリン（ノルエピネフリン），アドレナリン（エピネフリン）の生合成経路は次の通りである．

アドレナリン（エピネフリン）の生合成経路

L-フェニルアラニン　L-phenylalanine（局）
　→　L-チロシン　L-tyrosine
　→　L-ドーパ　L-DOPA, levodopa（局）
　→　ドパミン　dopamine
　→　ノルアドレナリン（ノルエピネフリン）noradrenaline（norepinephrine）（局）
　→　アドレナリン（エピネフリン）adrenaline（epinephrine）（局）

アドレナリン（エピネフリン）の構造はカテコール環，エチレン部，アミノ基というように3つの部分に分けて考えることができ，生理活性との間には次の関係が認められている．

［カテコール環｜エチレン部｜アミノ基］

① カテコール環の3,4位の水酸基を除去すると交感神経作用は弱くなる．特に，3位の水酸基を除去すると作用の低下は著しい．一方，COMTによる代謝を受けなくなることや，カテコール環に起因する酸化を受けないので作用の持続時間が長くなる．また，脂溶性が増し中枢作用が強まる．

② エチレン部β位の水酸基を除去すると，ほとんど活性を示さなく

2.4 生体分子を模倣した医薬品 79

なる．
③ エチレン部 β 位の不斉炭素原子は S 配置よりも R 配置の活性が強い．
④ エチレン部 α 位炭素がメチル化されるとその立体障害により MAO による代謝が遅くなり，持続時間が長くなるが，活性は低下する．
⑤ アミノ基の窒素原子上の置換基がかさ高くなると α 作用が弱くなり，β 作用が強くなる．また，置換基をもたないノルアドレナリンは β 作用を示さない．

問題 2.27 下図に示す化学構造を有する薬物のうち，アドレナリン β 遮断作用をもつのはどれか．

1 HO-(C6H3)(OH)-CH(OH)-CH2NH2

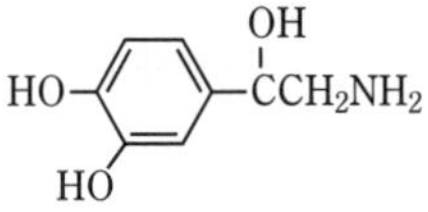

2 HO-(C6H3)(OH)-CH(OH)-CH2NHCH3

3 C6H5-CH(OH)-C(NHCH3)(CH3)-H · HCl （エフェドリン構造）

4 HO-(C6H3)(OH)-CH(OH)-CH2NHCH(CH3)2 · HCl

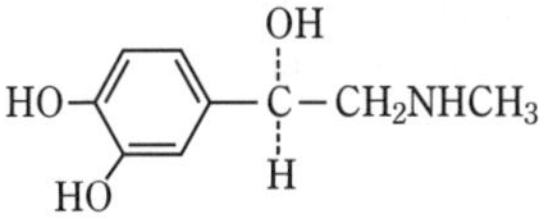

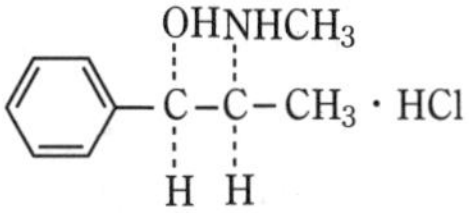

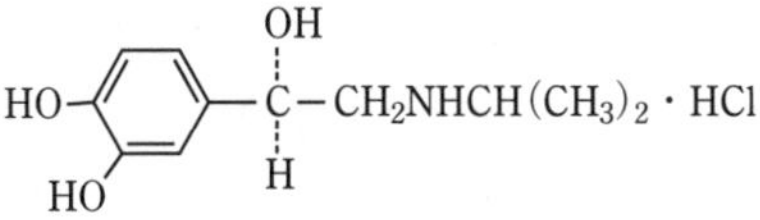

5 ナフチル-OCH2CH(OH)CH2NHCH(CH3)2 · HCl

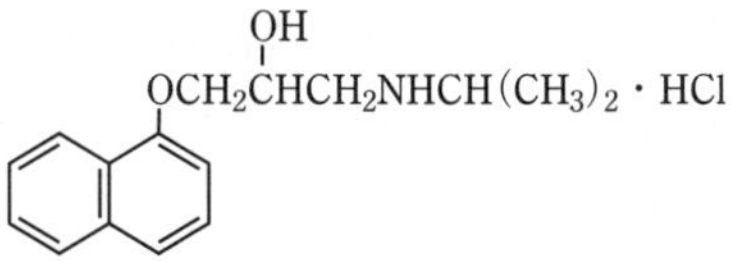

解説
1（誤）ノルアドレナリン（ノルエピネフリン）の構造であり，α，β 作用を示す．
2（誤）アドレナリン（エピネフリン）の構造であり，α，β 作用を示す．
3（誤）エフェドリン塩酸塩の構造であり，α，β 作用を示す．
4（誤）イソプレナリン（イソプロテレノール）塩酸塩の構造であり，β 作用のみを示す．

5（正） プロプラノロール塩酸塩の構造であり，β遮断作用を示す．

正解　5

重要項目　プロプラノロールは以下のような経緯を経て開発された．β作用をもつイソプレナリン（イソプロテレノール）のカテコール部の二つの水酸基をクロル基に換えたジクロロイソプロテレノール（DCI）や，ジクロロフェニル基をβ-ナフチル基に換えたプロネタロールにβ遮断作用が見出された．

ジクロロイソプレナリン（DCI）
dichloroisoprenaline

プロネタロール
pronethalol

さらに，プロネタロールのβ-ナフチル基をα-ナフチル基に換えて，エタノールアミンとの間に $-OCH_2-$ 基を入れたものがプロプラノロールであり，プロネタロールより $10 \sim 20$ 倍強力なβ遮断作用を示した．これまでに，プロプラノロールをもとにして様々なアリールオキシプロパノールアミン骨格 $[Ar-OCH_2CH(OH)CH_2NH-]$ をもつβ遮断薬がつくられてきた．ここで，窒素原子上の置換基はイソプロピル基か t-ブチル基である．また，これらのβ遮断薬は，S 配置のものが R 配置のものより強いβ遮断作用を示すことが知られているが，市販のβ遮断薬はそのほとんどがラセミ体である．

問題 2.28　カテコール-O-メチル転位酵素（COMT）による不活性化を受けない化合物はどれか．

1　L-ドーパ
2　ドパミン
3　イソプレナリン（イソプロテレノール）
4　ノルアドレナリン（ノルエピネフリン）
5　サルブタモール

解　説

1（誤）カテコール環をもち，COMTによる不活性化を受ける．
2（誤）カテコール環をもち，COMTによる不活性化を受ける．
3（誤）カテコール環をもち，COMTによる不活性化を受ける．
4（誤）カテコール環をもち，COMTによる不活性化を受ける．
5（正）カテコール環をもたないので，カテコール-O-メチル転位酵素（COMT）による不活性化を受けない．

正解　5

重要事項

1) COMT（catechol O-methyl transferase）による 3-OH 基のメチル化反応

$$\text{HO-C}_6\text{H}_3(\text{OH})-\text{CHCH}_2\text{NHCH}_3\text{(OH)} \xrightarrow{\text{COMT}} \text{HO-C}_6\text{H}_3(\text{OCH}_3)-\text{CHCH}_2\text{NHCH}_3\text{(OH)}$$

2) MAO（monoamine oxidase）によるアミノ基の酸化的脱離反応

$$\text{HO-C}_6\text{H}_3(\text{OH})-\text{CHCH}_2\text{NHCH}_3\text{(OH)} \xrightarrow{\text{MAO}} \text{HO-C}_6\text{H}_3(\text{OH})-\text{CHCOOH(OH)}$$

　生体内においてカテコールアミンは COMT（catechol O-methyl transferase）によってカテコール環の3位の水酸基が O-メチル化され，さらに，MAO（monoamine oxidase）によって酸化的脱アミノ化されて，その生理活性を失う．したがって，カテコール環を有する L-ドパ，ドパミン，ノルアドレナリン（ノルエピネフリン），アドレナリン（エピネフリン），イソプレナリン（イソプロテレノール）は COMT によってメチル化を受けるが，3位の水酸基が $-CH_2OH$ に置換したサルブタモールはメチル化を受けない．

サルブタモール

2. 医薬品のコアとパーツ

問題 2.29 下図に示す化学構造を有する薬物のうち，アドレナリン α_2 作用薬はどれか．

1. 3-ヒドロキシフェニル-CH(OH)-CH$_2$NHCH$_3$·HCl 構造（フェニレフリン塩酸塩）

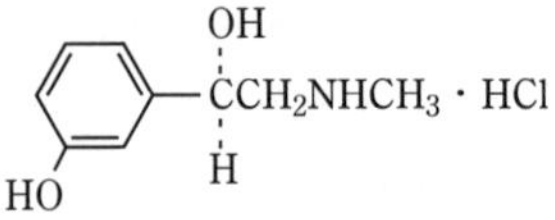

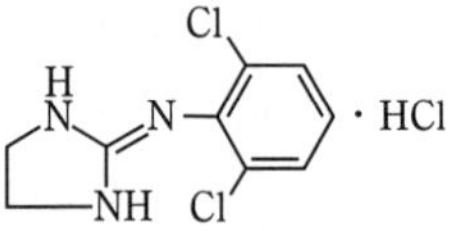

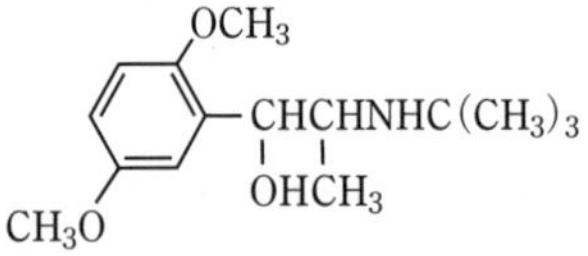

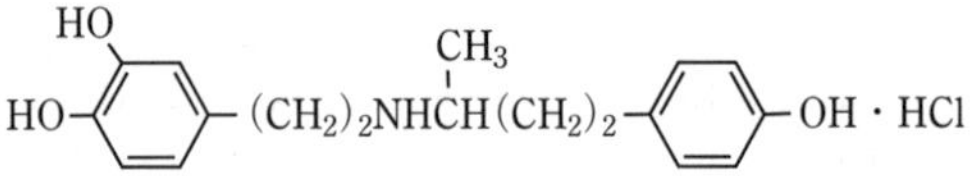

2. 2,6-ジクロロフェニルイミノイミダゾリジン·HCl 構造（クロニジン塩酸塩）

3. 2,5-ジメトキシフェニル-CH(OCH$_3$)-CHNHC(CH$_3$)$_3$ 構造（ブトキサミン）

4. HO-, HO- 置換フェニル-(CH$_2$)$_2$NHCH(CH$_3$)(CH$_2$)$_2$-フェニル-OH·HCl 構造（ドブタミン塩酸塩）

5. 6,7-ジメトキシ-4-アミノキナゾリン-2-イル ピペラジン フロイル·HCl 構造（プラゾシン）

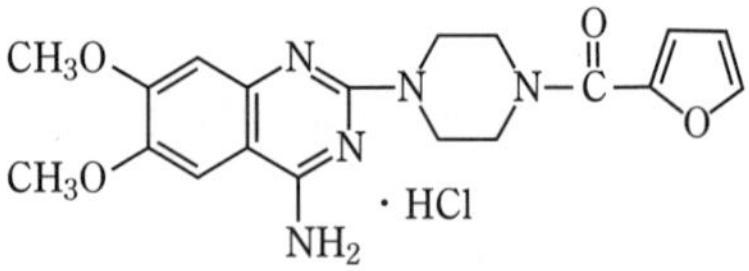

解説
1（誤） フェニレフリン塩酸塩の構造であり，α_1 作用薬である．
2（正） クロニジン塩酸塩の構造であり，α_2 作用薬である．
3（誤） ブトキサミンの構造であり，β_2 遮断薬である．
4（誤） ドブタミン塩酸塩の構造であり，β_1 作用薬である．
5（誤） プラゾシンの構造であり，α_1 遮断薬である．

正解　2

重要事項 フェニレフリンは，ヒドロキシフェニルエチルアミン誘導体をもつ α_1 作用薬であり，血管平滑筋を収縮し血圧上昇作用を示す．カテコールアミン構造から 4 位の水酸基を除いた構造をもつため，COMT により分解されない．

クロニジンは，グアンファシン，グアナベンツなどとともに α_2 作

2.4 生体分子を模倣した医薬品

用薬である．これらは交感神経興奮によるノルアドレナリン遊離を抑制するので高血圧治療薬として用いられている．

ブトキサミンは，メタロールとともに β_2 遮断薬である．

ドブタミンは β_1 受容体を特異的に刺激する薬物である．強い心機能亢進作用があり，急性循環不全における収縮力増強に適用されている．

プラゾシンはキナゾリン誘導体であり，選択的 α_1 遮断作用による高血圧症の治療薬である．血管平滑筋におけるシナプス後膜の α_1 アドレナリン受容体を選択的に遮断し，末梢血管を拡張させることにより降圧作用を示す．シナプス前膜の α_2 アドレナリン受容体にはほとんど作用しないので，過剰のノルアドレナリンの放出を起こさせない．さらに，α_2 遮断作用がないので α 遮断薬を降圧の目的で用いたときの副作用である頻脈など心臓への副作用や気管支への影響がないすぐれた高血圧治療薬である．

問題 2.30 イソプレナリンおよびプロプラノロールの作用について，正しいのはどれか．

1. イソプレナリンはアドレナリン α 作用薬で，気管支拡張作用を示す．
2. イソプレナリンはアドレナリン β 作用薬で，気管支拡張作用を示す．
3. イソプレナリンはアドレナリン β 遮断薬で，血圧降下作用を示す．
4. プロプラノロールはアドレナリン α 遮断薬で，血圧降下作用を示す．
5. プロプラノロールはアドレナリン β 遮断薬で，血圧上昇作用を示す．

解　説　1（誤）　2（正）　3（誤）　4（誤）　5（誤）

正解　2

84   2. 医薬品のコアとパーツ

重 要 事 項　アドレナリンの窒素原子上にあるメチル基をイソプロピル基で置き換えたイソプレナリン（イソプロテレノール）は，ほとんど α 作用を示さず，β 受容体に選択性が高いので，β 作用として気管支喘息の治療に用いられている．しかし，イソプレナリンには β_2 作用としての気管支筋拡張（弛緩）のほかに，β_1 作用による心拍数の増加という望ましくない作用もある．また，プロプラノロールは β 遮断薬で，抗不整脈薬，血圧降下薬である．

問題 2.31　下の構造式は日本薬局方収載の塩酸エフェドリンである．このものの正しい化合物名はどれか．

1　(1R,2R)-2-methylamino-1-phenyl-1-propanol monohydrochloride
2　(1S,2S)-2-methylamino-1-phenyl-1-propanol monohydrochloride
3　(1R,2S)-2-methylamino-1-phenyl-1-propanol monohydrochloride
4　(1S,2R)-2-methylamino-1-phenyl-1-propanol monohydrochloride
5　*dl*-2-methylamino-1-phenyl-1-propanol monohydrochloride

解　説　1（誤）　　2（誤）　　3（正）　　4（誤）　　5（誤）

正解　3

重要事項

$$\text{Ph-}\underset{H}{\underset{|}{\overset{③}{C}}}(\overset{①\text{OH}}{\underset{\text{②}}{-}})\underset{H}{\underset{|}{\overset{②}{C}}}(\overset{①\text{NHCH}_3}{\underset{\text{②}}{-}})\text{CH}_3 \cdot \text{HCl}$$

1位の不斉炭素原子では，OH＞2位の炭素＞Ph となり，R 配置である．

2位の不斉炭素原子では，NHCH₃＞1位の炭素＞CH₃ となり，S 配置である．

＊ Cahn-Ingold-Prelog（CIP）規則より（CBT 対策と演習　有機化学, p76, 廣川書店　参照）．

　また，エフェドリンには2つの不斉炭素原子があるので，$2^2 = 4$ つの立体異性体が存在する．それぞれの関係は次のようになる．

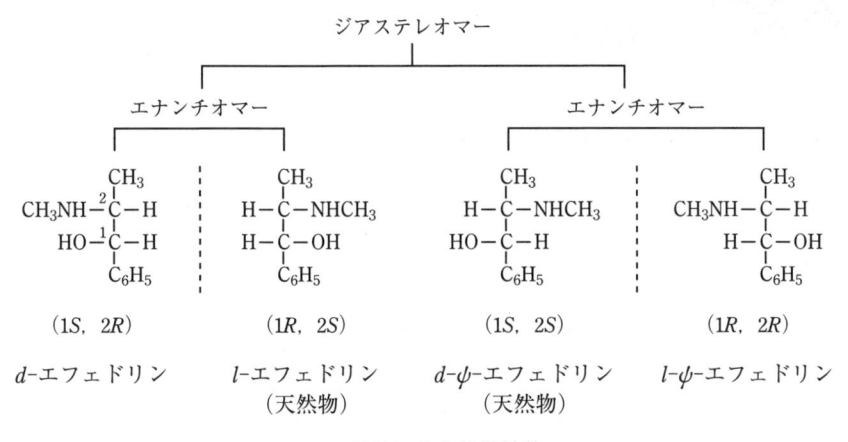

```
                    ジアステレオマー
         ┌──────────────┴──────────────┐
    エナンチオマー                エナンチオマー
    ┌────┴────┐                  ┌────┴────┐
```

CH₃	CH₃	CH₃	CH₃
CH₃NH–²C–H	H–C–NHCH₃	H–C–NHCH₃	CH₃NH–C–H
HO–¹C–H	H–C–OH	HO–C–H	H–C–OH
C₆H₅	C₆H₅	C₆H₅	C₆H₅
(1S, 2R)	(1R, 2S)	(1S, 2S)	(1R, 2R)
d-エフェドリン	l-エフェドリン	d-ψ-エフェドリン	l-ψ-エフェドリン
（天然物）	（天然物）		

エフェドリンの立体異性体

◆ 確認問題 ◆

次の文の正誤を判別し，○×で答えよ．

□□□ **1** サルブタモールはアドレナリン β_2 作用をもつぜん息治療薬であるが，その作用持続時間はイソプレナリンよりも短い．

86　2. 医薬品のコアとパーツ

☐☐☐ 2　テルブタリンやオルシプレナリンは，レゾルシン構造をもつアドレナリン β_2 作用薬であり，COMTによる作用を受けない．

☐☐☐ 3　ドパミンはカテコールアミンではあるが，不斉炭素原子をもたない．

☐☐☐ 4　エフェドリンを原料として，覚せい剤であるアンフェタミンが合成されている．

☐☐☐ 5　プロプラノロールと類似構造をもつアドレナリン β 遮断薬が多数開発されたが，複素環構造をもつものにピンドロールやカルテオロールがある．

正 解
1　×，2　○，3　○，4　×，5　○

2.4.2　アセチルコリン

到達目標　アセチルコリンアナログの医薬品を列挙し，それらの化学構造を比較できる．

問題 2.32　ムスカリン受容体に対する作用薬として最も強いのはどれか．

1　H₃C−N⁺(CH₃)(CH₃)−CH₂CH₂OH

2　H₃C−N⁺(CH₃)(CH₃)−CH₂CH₂OCOCH₃

3　H₃C−N⁺(CH₃)(CH₃)−CH₂CHOCOCH₃ (CH₃)

4　H₃C−N⁺(CH₃)(CH₃)−CH₂CH₂OCONH₃

5　H₃C−N⁺(CH₃)(CH₃)−CH₂CHOCONH₂ (CH₃)　Cl⁻

解説
1（誤）　コリンの構造であり，コリンと酢酸からできるエステルがアセチルコリンである．
2（誤）　アセチルコリンの構造である．
3（誤）　メタコリンの構造である．
4（誤）　カルバコールの構造である．
5（正）　ベタネコール塩化物の構造である．

正解　5

2.4 生体分子を模倣した医薬品

重要事項 アセチルコリンを加水分解することにより失活させる酵素がコリンエステラーゼである．この酵素の接近を妨げ，アセチルコリンの作用の持続時間を長くするためにメチル基を導入したのがメタコリン，ベタネコールである．また，アセチルコリンのエステルの代わりにカルバメート（−OCONH₂）にしたのがカルバコール，ベタネコールであり，いずれもコリンエステラーゼによる加水分解は受けないので作用持続時間が長くなる．したがって，ベタネコールの作用が最も強くなる．

問題 2.33 アセチルコリンの代謝に関与する酵素はどれか．
1　モノアミンオキシダーゼ（MAO）
2　リボヌクレアーゼA
3　キモトリプシン
4　コリンエステラーゼ
5　コリンアセチラーゼ

解説 1（誤）カテコールアミン類のアミノ基に対して酸化的脱離反応を起こす酵素である．
2（誤）RNAのヌクレオシド間を連結するリン酸ジエステル結合の5′-OHとリン原子との結合を加水分解する酵素である．
3（誤）主にトリプトファン，チロシン，フェニルアラニン，ロイシンのような芳香環や大きな疎水性側鎖をもつアミノ酸残基のC末端側のペプチド結合を加水分解する酵素である．
4（正）
5（誤）コリンアセチラーゼはアセチルコリンの生合成に働く酵素である．

正解　4

重要事項 コリンエステラーゼはアセチルコリンをコリンと酢酸に加水分解し，不活化する酵素である．

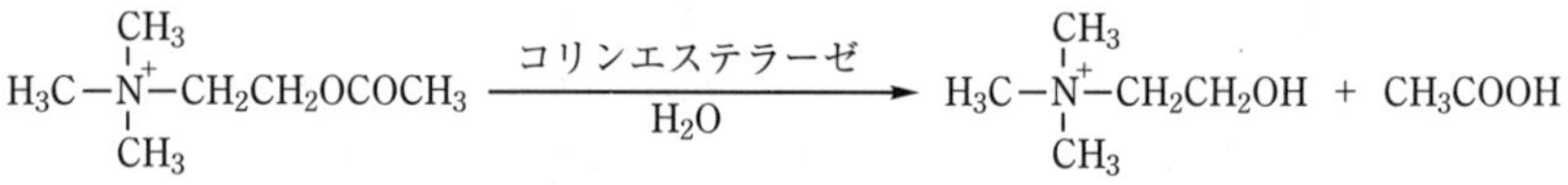

$$H_3C-\overset{CH_3}{\underset{CH_3}{N^+}}-CH_2CH_2OCOCH_3 \xrightarrow[H_2O]{コリンエステラーゼ} H_3C-\overset{CH_3}{\underset{CH_3}{N^+}}-CH_2CH_2OH + CH_3COOH$$

アセチルコリン　　　　　　　　　　　　　　コリン　　　　　酢酸
acetylcholine

問題 2.34 下図に示す化学構造式を有する化合物のうち，コリンエステラーゼ中のセリン残基がリン酸化されて不活性化したものを再生するものはどれか．

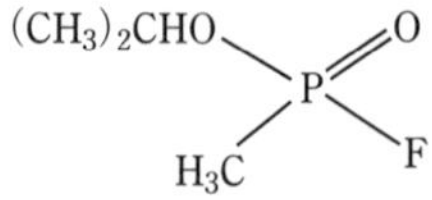

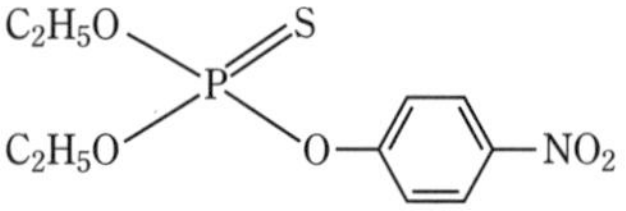

1　ピロカルピン・HCl構造

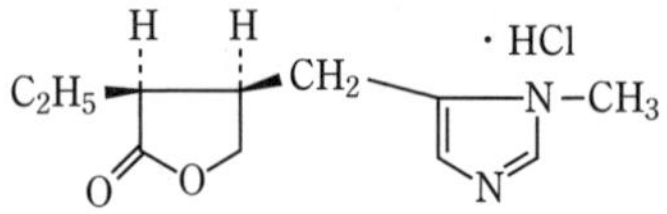

2　(CH₃)₂CHO-P(=O)(CH₃)-F

3　(C₂H₅O)₂P(=S)-O-C₆H₄-NO₂

4　ピリジニウム-CH=N-OH　X⁻

5　H₂NOC-, HO-置換フェニル-CH(OH)CH₂NHCH(CH₃)CH₂CH₂-C₆H₅

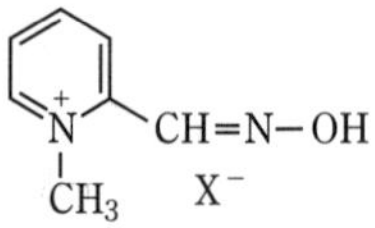

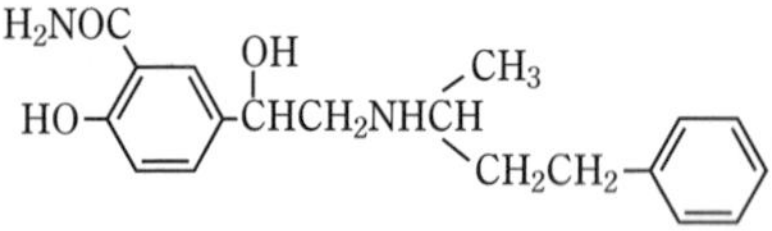

解説

1（誤）ピロカルピンの構造式である．ピロカルピンはコリン作動性アルカロイドであり，ムスカリン様作用を示す．また，ラボランジ葉細末から抽出される．

2（誤）サリンの構造式である．サリンは有機リン化合物で神経ガスの一種であり，コリンエステラーゼ中のセリン残基をリン酸化することによりコリンエステラーゼを不活性化する．

3（誤）パラチオンの構造式である．パラチオンは有機リン酸系農薬であり，コリンエステラーゼ中のセリン残基をリン酸化することによりコリンエステラーゼを不活性化する．

4（正） プラリドキシム（PAM）の構造式である．PAM はリン酸化されたコリンエステラーゼのセリン残基を脱リン酸化する．
5（誤） ラベタロールの構造式である．β遮断薬であるラベタロールは，αアドレナリン受容体に対しても競合的に遮断し末梢血管を拡張することにより，1剤でα遮断作用とβ遮断作用を併せもつ高血圧の治療薬として注目されている．

正解　4

重　要　事　項　パラチオンやサリンは，コリンエステラーゼ中のセリン残基をリン酸化することにより，不活性化することが知られている．いずれも脂溶性が高く血液脳関門を通過し強い中枢作用を現す．その解毒薬（コリンエステラーゼ再賦活薬）としてプラリドキシム（PAM）がある．PAM はリン酸化されたセリン残基を下図に示すように脱リン酸化することにより，コリンエステラーゼを再生する．

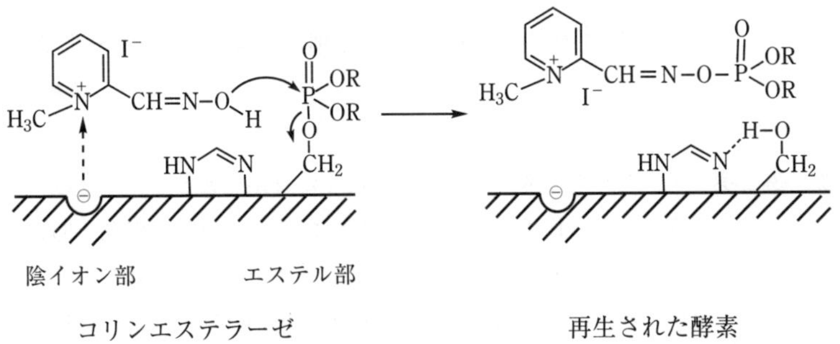

陰イオン部　　エステル部

コリンエステラーゼ　　　　　　　　再生された酵素

PAM による解毒作用

問題 2.35　抗コリン薬について，正しい記述はどれか．
1　アトロピン硫酸塩水和物は，ニコチン受容体遮断薬である．
2　スコポラミン臭化水素酸塩は，ムスカリン受容体遮断薬で中枢性の作用は示さない．
3　ブチルスコポラミン臭化物は，末梢性の消化性潰瘍治療薬である．

4 ブチルスコポラミン臭化物は，中枢性の鎮静作用も示す．
5 ブトロピウム臭化物は消化性潰瘍治療薬であるが，中枢性の副作用を示す．

解説 1（誤） アトロピンはムスカリン受容体遮断薬である．
2（誤） スコポラミンはムスカリン受容体遮断薬であるが，三級アミン構造のため血液脳関門を通過して，中枢性の作用を発現する．
3（正） ブチルスコポラミン臭化物は四級アンモニウム塩構造をもち，血液脳関門を通過しないようにドラッグデザインされた医薬品である．末梢性の消化性潰瘍治療薬である．
4（誤） ブチルスコポラミン臭化物は中枢性の作用は少ない．
5（誤） ブトロピウム臭化物もブチルスコポラミン臭化物と同様に四級アンモニウム塩構造をもち，血液脳関門を通過しないため中枢性の副作用は少ない．末梢性の消化性潰瘍治療薬である．

正解 3

重要事項 アトロピンやスコポラミンは古くから鎮痙薬として用いられてきているが，その作用はコリン作動性支配器官に対して広範な抑制作用を示すため，目的の支配器官以外にも副作用として現れる．そこで，窒素原子を四級化することにより中枢作用が軽減された．同時に鎮痙，分泌抑制作用も増強された．その例として，イプラトロピウム，ブチルスコポラミン，ブトロピウムなどがある．イプラトロピウムは気管支喘息治療薬として用いられている．

イプラトロピウム臭化物
ipratropium bromide（局）

ブチルスコポラミン臭化物
scopolamine butylbromide（局）

2.4 生体分子を模倣した医薬品

ブトロピウム臭化物
butropium bromide（局）

問題 2.36 コリンエステラーゼ阻害作用を示すアルカロイドはどれか.

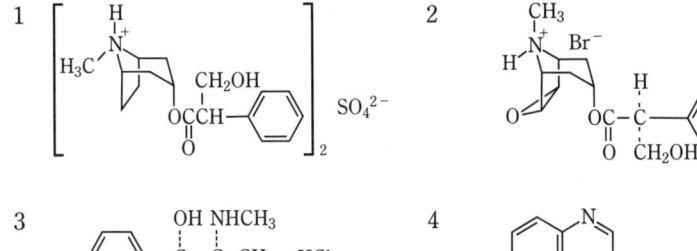

1
2
3
4
5

解説

1（誤） アトロピン硫酸塩の構造である．アトロピンは，ナス科の植物から得られるベラドンナアルカロイド類であり，ムスカリン拮抗薬である．

2（誤） スコポラミン臭化水素酸塩の構造である．スコポラミンは，ナス科の植物から得られるベラドンナアルカロイド類であり，ムスカリン拮抗薬である．

3（誤） エフェドリン塩酸塩の構造である．エフェドリンはマオウ

科マオウ族の植物から得られ，アドレナリンα作用薬であり，鎮咳薬として用いられている．

4（誤）キニーネ塩酸塩の構造である．キニーネは，キナノキ属植物から得られるキナアルカロイドの一種であり，抗マラリア薬である．

5（正）フィゾスチグミンの構造である．フィゾスチグミンはカラバル豆から得られるアルカロイドであり，コリンエステラーゼ中のセリン残基の側鎖 -CH₂OH をカルバモイル化（-CH₂O-CONR₂）することにより，コリンエステラーゼの加水分解能力を低下させる．これによりコリンエステラーゼ可逆的阻害薬として作用する．

（正解）5

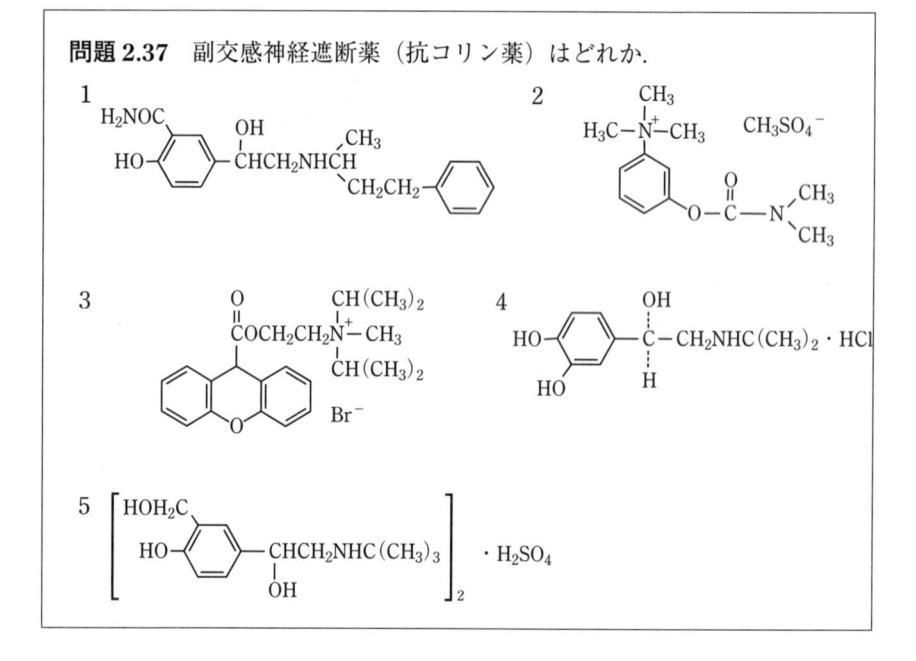

問題 2.37 副交感神経遮断薬（抗コリン薬）はどれか．

1　H_2NOC 　　　OH　　　　　CH₃
　　HO—⟨benzene⟩—CHCH₂NHCH—CH₂CH₂—⟨phenyl⟩

2　$(H_3C)_3N^+$—⟨benzene⟩—O—C(=O)—N(CH₃)₂　　CH₃SO₄⁻

3　⟨xanthene⟩—CH—C(=O)—OCH₂—N⁺(CH₃)(CH(CH₃)₂)₂　　Br⁻

4　HO—⟨benzene(3,4-diOH)⟩—C(OH)(H)—CH₂NHC(CH₃)₃ · HCl

5　[HOH₂C, HO—⟨benzene⟩—CH(OH)—CH₂NHC(CH₃)₃]₂ · H₂SO₄

解説　1（誤）ラベタロールの構造であり，アドレナリンβ遮断薬である．
　　　　2（誤）ネオスチグミンメチル硫酸塩の構造であり，副交感神経興

奮薬（コリン作用薬）である．
3（正）　プロパンテリン臭化物の構造であり，副交感神経遮断薬（抗コリン薬）である．
4（誤）　イソプレナリン塩酸塩の構造であり，アドレナリンβ作用薬である．
5（誤）　サルブタモール硫酸塩の構造であり，アドレナリンβ作用薬である．

正解　3

重要事項　合成抗コリン作用薬は，アトロピンの塩基成分であるトロピンと立体的に匹敵する大きさをもつアミノアルコール類と，カルボン酸成分であるトロパ酸と同等か，それよりも大きなかさばりをもつカルボン酸から成るエステル類であることが多い．また，窒素原子とエステル結合が$-(CH_2)_n-$を介して結合していて，$n = 2$のものが多いが，$n = 3$であることもある．これらは鎮痙薬であり，プロパンテリン，メチルベナクチジウム，メペンゾラート，シクロペントラート（散瞳薬）などがある．

◆ 確認問題 ◆

次の文の正誤を判別し，○×で答えよ．

□□□　1　アセチルコリンにメチル基を導入し安定性を増したメタコリンは，S体のほうがR体より抗ムスカリン活性が高い．

□□□　2　カルバコールはアセチルコリンのアセチル基をカルバメート（$-OCONH_2$）にしたものであるが，ニコチン受容体とムスカリン受容体に対する選択性はない．

□□□　3　プロパンテリン，メチルベナクチジウムは受容体に対する立体的な大きさからムスカリン拮抗薬となる．

□□□　4　ツボクラリン，デカメトニウム，スキサメトニウムはムスカリン拮抗薬である．

□□□　5　スキサメトニウムは，コリンのコハク酸ジエステルである．

正解
1 ×, 2 ○, 3 ○, 4 ×, 5 ○

2.4.3 ステロイド

到達目標 ステロイドアナログ医薬品を列挙し，それらの化学構造を比較できる．

問題 2.38 コレステロールに関する記述で正しいものはどれか．

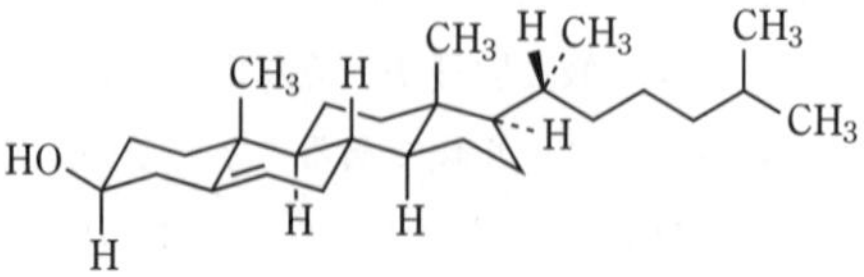

cholesterol

1 コレステロールの生合成には HMG-CoA 酸化酵素が関与している．
2 コレステロールは 30 個の炭素から構成されている．
3 3 位のヒドロキシ基の立体配置は，β-配置である．
4 17 位のアルキル側鎖は，α-配置である．
5 18 位および 19 位のメチル基はエクアトリアル配置である．

解説
1（誤） HMG-CoA 還元酵素が関与している．
2（誤） 炭素数は 27 である．
3（正）
4（誤） 17 位のアルキル側鎖は，β-配置である．
5（誤） アキシャル配置である．

正解 3

2.4 生体分子を模倣した医薬品

問題 2.39 分子内にフッ素を含んでいるものはどれか.
1 コルチゾン酢酸エステル
2 ヒドロコルチゾン
3 プレドニゾロン
4 エストラジオール
5 トリアムシノロン

解説 1（誤） 副腎皮質ホルモン（天然型ステロイドの酢酸エステル）
2（誤） 副腎皮質ホルモン（天然型）
3（誤） 副腎皮質ホルモン（天然型）
4（誤） 卵胞ホルモン（天然型）
5（正） 副腎皮質ホルモン（含フッ素合成品＝非天然型）

正解 5

問題 2.40 糖質コルチコイドアナログの医薬品はどれか.

1 テストステロンプロピオン酸エステル
testosterone propionate

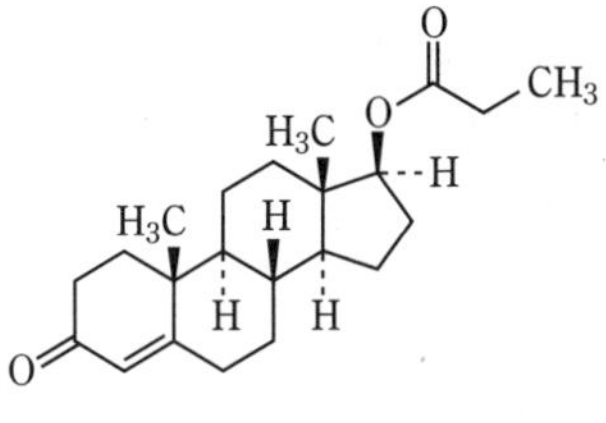

2 プロゲステロン
progesterone

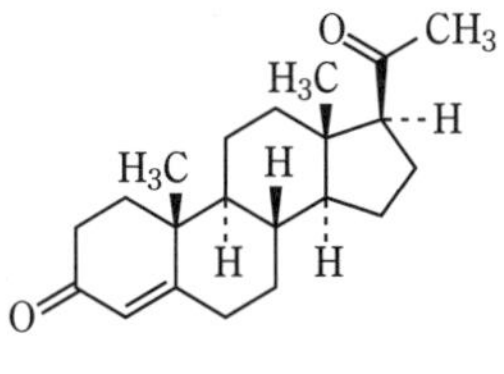

3 カンレノ酸カリウム
potassium canrenoate

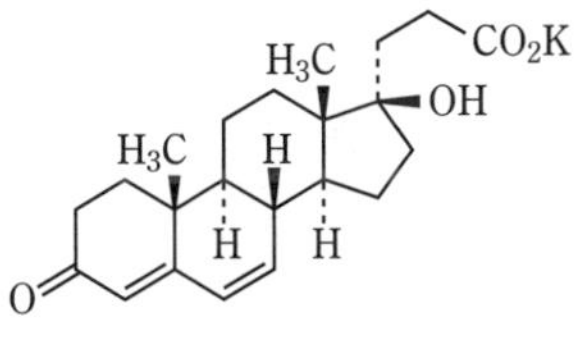

4 エストラジオール安息香酸エステル
estradiol benzoate

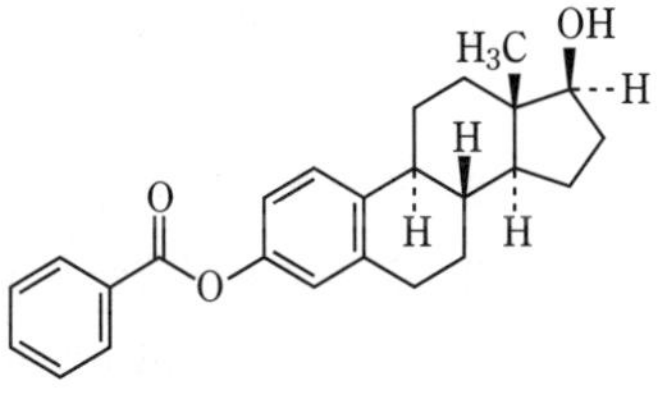

96　2. 医薬品のコアとパーツ

5

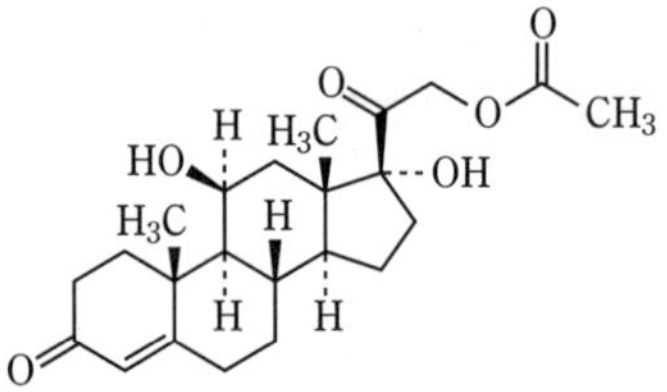

ヒドロコルチゾン酢酸エステル
hydrocortisone acetate

解説
1（誤）　男性ホルモン
2（誤）　黄体ホルモン
3（誤）　抗アルドステロン剤
4（誤）　卵胞ホルモン
5（正）　糖質コルチコイド（副腎皮質ホルモン）

正解　5

問題 2.41　スピロノラクトンに関する記述で正しいものはどれか．

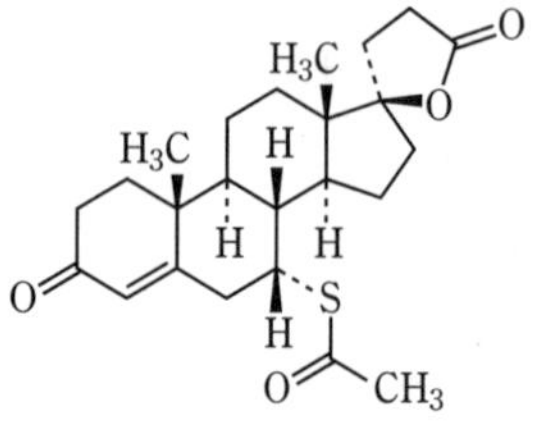

spironolactone

1　ナトリウム保持性利尿作用を有し，抗高血圧薬として用いられる．
2　ラクトン部分は，γ-ブチロラクトンである．
3　ジエノン構造が含まれている．
4　チオアミド構造が存在する．
5　C環とD環は，シス-配置で結合している．

解説
1（誤）カリウム保持性である．
2（正）
3（誤）エノン構造が含まれている．
4（誤）アセチルスルファニル基（チオエステル構造）が存在する．
5（誤）トランス-配置で結合している．

(正解) 2

問題 2.42 骨粗鬆症の治療に用いられる医薬品はどれか．

1 テストステロンエナント酸エステル
testosterone enanthate

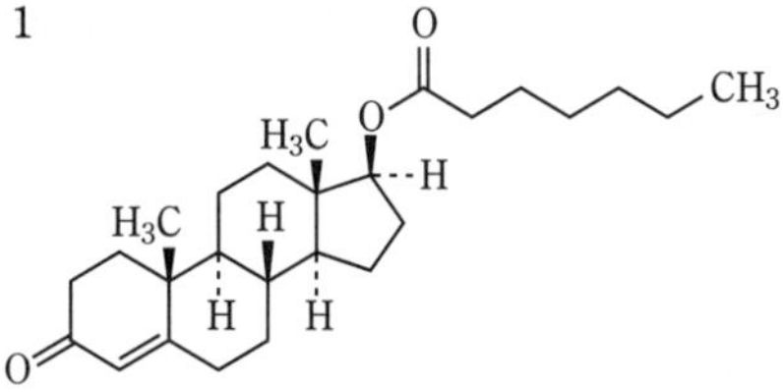

2 エデト酸カルシウム二ナトリウム水和物
calciumdisodium edetate hydrate

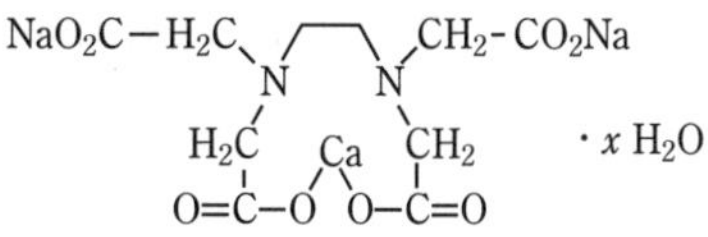

3 エストリオール
estriol

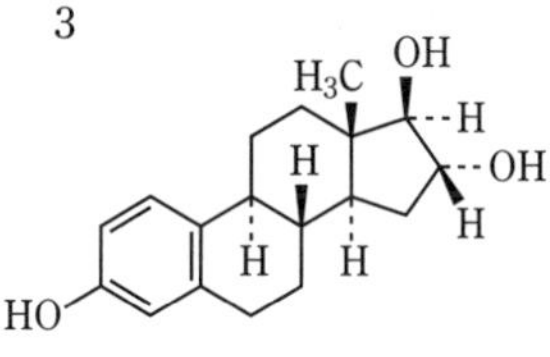

4 ジゴキシン
digoxin

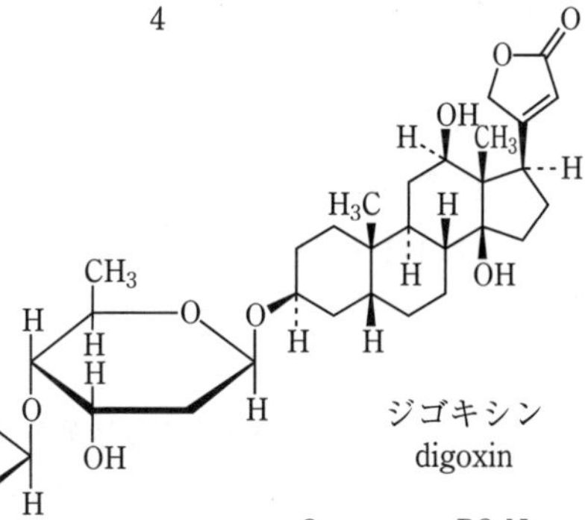

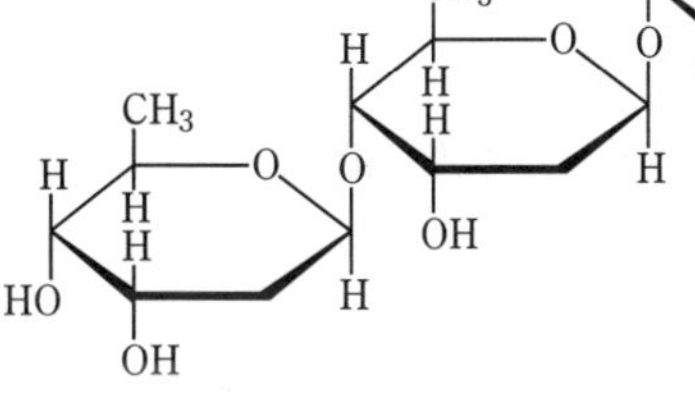

5 ベタメタゾンリン酸エステルナトリウム
betamethasone sodium phosphate

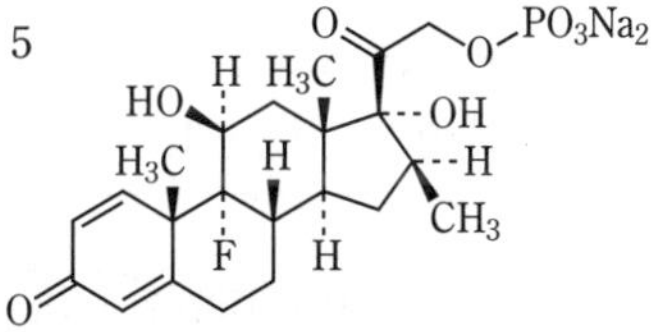

解説 1（誤） 男性ホルモンアナログ
2（誤） 鉛解毒剤
3（正） 卵胞ホルモン
4（誤） 強心配糖体（植物性ステロイド）
5（誤） 糖質コルチコイド（副腎皮質ホルモン）アナログ

正解　3

問題 2.43 デキサメタゾンは，プレドニゾロンを模倣した医薬品である（9位にF，16α位にメチル基を導入）．この16α-メチル基が顕著に改善した効果はどれか．

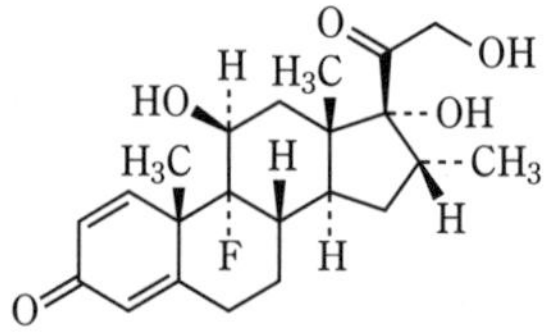

dexamethasone

1　抗炎症作用の低下
2　鉱質コルチコイド作用の消失
3　バイオアベイラビリティーの増加
4　血中半減時間の延長
5　経口投与の可能

解説 1（誤） 抗炎症作用は増強された．
2（正） 鉱質コルチコイド作用がほとんど消失した．
3（誤） ほぼ同じ
4（誤） 少し延長

	プレドニゾロン	デキサメタゾン
血中半減時間（hr）	3〜4	5〜6
生物学的半減時間（hr）	12〜36	36〜54
作用時間による分類	中時間作用型	長時間作用型

5（誤） 両者とも経口投与が可能であるので，16α 位に導入されたメチル基により改善された効果ではない．

[正解] 2

重要事項 ステロイドの主要な基本骨格名と生理作用

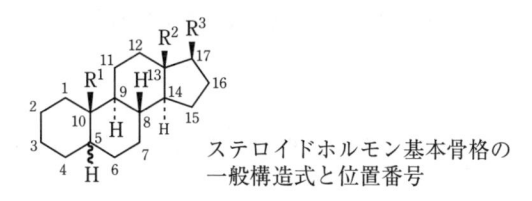

ステロイドホルモン基本骨格の一般構造式と位置番号

基本骨格名	炭素数	5-Hの立体配置	R^1	R^2	R^3	生理作用による分類	代表的な天然ステロイド
cholestane	27	α	CH_3	CH_3	C_8H_{17}		コレステロール
cholane	24	β	CH_3	CH_3	C_5H_{11}		胆汁酸
pregnane	21	α	CH_3	CH_3	C_2H_5	黄体ホルモン[1]	プロゲステロン
						鉱質コルチコイド[2]	アルドステロン
						糖質コルチコイド[2]	ヒドロコルチゾン
androstane	19	α	CH_3	CH_3	H	男性ホルモン	テストステロン
estrane	18	α	H	CH_3	H	卵胞ホルモン[1]	エストラジオール

1) 女性ホルモンである．2) 副腎皮質ホルモンである．
参考：ジギトキシンやジゴキシンの非糖部分は，炭素数22の植物性ステロイドである．

◆ 確認問題 ◆

次の文の正誤を判別し，○×で答えよ．

□□□ **1** ジギトキシンのA環とB環は，シス-配置で結合している．

□□□ **2** ジゴキシンにはジギトキソースが含まれている．

□□□ **3** テストステロンプロピオン酸エステルは，テストステロンと比べて長時間作用する．

□□□ **4** メチルテストステロンは，テストステロンのヒドロキシ基をメチルエーテルとした医薬品である．

□□□ **5** 黄体ホルモン誘導体のA環は芳香環である．

□□□ **6** エチニルエストラジオールには，2つのフェノール性ヒドロキシ基が存

100　2. 医薬品のコアとパーツ

在する．
□□□ 7　ヒドロコルチゾンの1位と2位の間に二重結合を導入したものが，プレドニゾロンである．
□□□ 8　ベタメタゾンとデキサメタゾンは16位メチル基の立体配置のみが異なるジアステレオマーの関係にある．
□□□ 9　メテノロン酢酸エステルは，卵胞ホルモンである．

正 解

1　○，2　○，3　○，4　×，5　○，6　×，7　○，8　○，9　×

2.4.4　核酸代謝拮抗物質

到達目標　核酸アナログの医薬品を列挙し，それらの化学構造を比較できる．

問題 2.44　次の化合物（Ⅰ～Ⅳ）に関する記述について，正しいものはどれか．

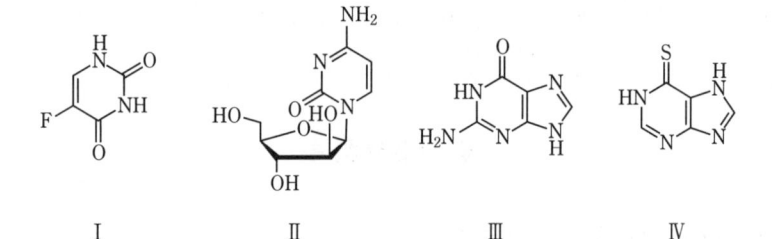

Ⅰ　　　　　Ⅱ　　　　　Ⅲ　　　　　Ⅳ

1　化合物ⅠとⅡは，ピリミジン骨格を有する．
2　化合物Ⅱは，リボースを有する．
3　化合物Ⅲは，メルカプトプリンである．
4　化合物Ⅳは，フルオロウラシルである．
5　化合物ⅡとⅢは核酸代謝拮抗物質であり，DNAの合成を阻害する．

2.4 生体分子を模倣した医薬品　101

解　説　1（正）化合物Ⅰはフルオロウラシル（5-FU）．

テガフール，カルモフールは 5-FU のプロドラッグ．

tegafur　　　　　　carmofur

化合物Ⅱはシタラビンであり，シトシンを有する．
ウラシル，チミン，シトシンはピリミジン塩基．

uracil　　　　thymine　　　　cytosine

2（誤）アラビノース．

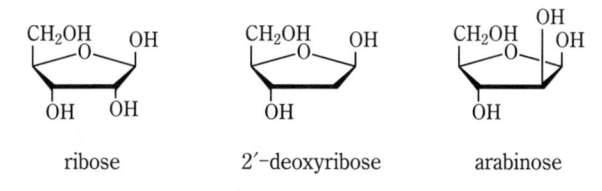

ribose　　　2′-deoxyribose　　arabinose

3（誤）化合物Ⅲはグアニンであり，アデニンとともにプリン塩基．

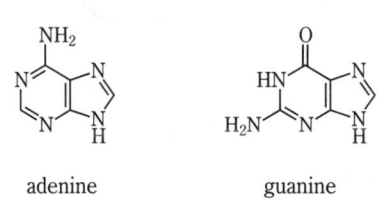

adenine　　　　　　guanine

4（誤）化合物Ⅳはメルカプトプリンであり，ヒポキサンチン類似化合物．

2. 医薬品のコアとパーツ

メルカプトプリンはイノシン酸からアデニル酸への変換を阻害．

hypoxanthine　　　inosinic acid　　　adenylic acid

5（誤）　化合物Ⅲは核酸の構成成分．
　　　　化合物Ⅱはシチジンの代謝拮抗物質であり，DNA合成阻害．

正解　1

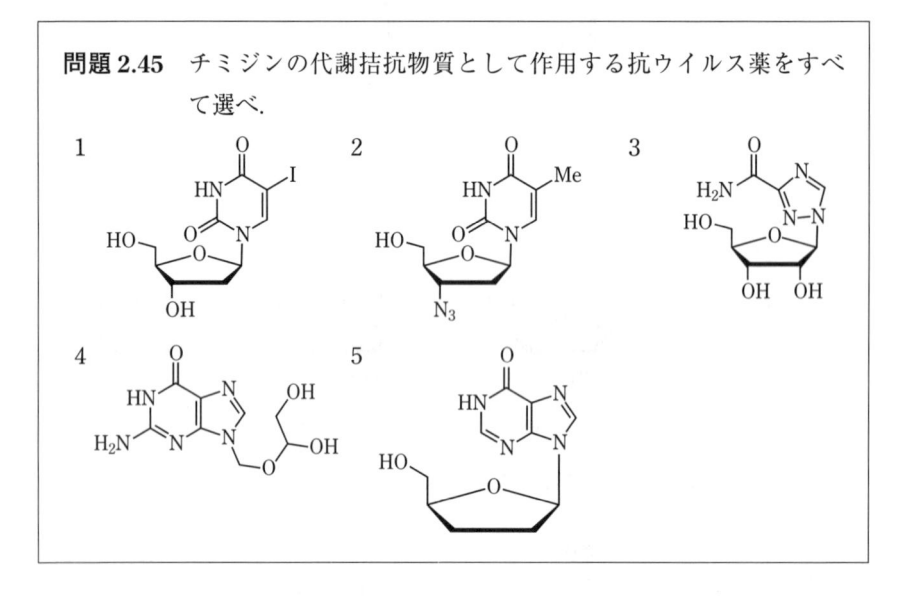

問題 2.45　チミジンの代謝拮抗物質として作用する抗ウイルス薬をすべて選べ．

解説　1（正）　イドクスウリジン：抗ヘルペスウィルス薬，チミジン類似化合物．
DNA合成阻害．
　　　2（正）　ジドブジン（アジドチミジン）：チミジン類似化合物．
逆転写酵素阻害薬．

3（誤） リバビリン：プリンヌクレオシド類似化合物.
ウイルス RNA 合成阻害.
4（誤） ガンシクロビル：プリンヌクレオシド類似化合物.
ウイルス DNA 合成阻害.
5（誤） ジダノシン：プリンヌクレオシド類似化合物.
逆転写酵素阻害薬.

正解　1，2

2.4.5　ペプチド

到達目標　ペプチドアナログの医薬品を列挙し，それらの化学構造を比較できる.

問題 2.46　インスリン製剤に関する記述で正しいものはどれか.
1　経口投与可能なものがある.
2　速効型はインスリン 4 量体である.
3　超速効型は 2 量体である.
4　中間型（NPH インスリン）は，プロタミンに少量のマンガンを加えて結晶化させたものである.
5　持効型には，脂肪酸残基が結合したものがある.

解説
1（誤） ペプチド誘導体なので，胃腸で分解される.
2（誤） 速効型は 6 量体である.
3（誤） 単量体である. 6 量体を形成しないように，インスリン B 鎖のアミノ酸配列を一部変異させている.
4（誤） マンガンではなく，亜鉛を加えてある.
5（正） インスリンデテミルでは，B 鎖 29 番目のリジン側鎖に脂肪酸残基（ミリスチン酸）が結合している.

正解　5

問題 2.47　カプトプリルに関する記述で正しいものはどれか．

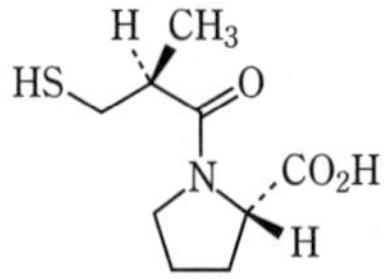

captopril

1　経口投与は不可能である．
2　サソリ毒の研究から開発された非ペプチド性医薬品である．
3　L-proline 残基を含んでいる．
4　SH 基は，酵素中の鉄イオンに配位すると考えられている．
5　アンギオテンシン受容体拮抗薬として，降圧作用を示す．

解説　1（誤）　経口投与が可能である．
2（誤）　ヘビ毒の研究から，カプトプリルが開発された．
3（正）
4（誤）　鉄イオンではなく，亜鉛イオンである．
5（誤）　angiotensin converting enzyme（ACE）阻害薬である．

正解　3

問題 2.48　ペプチド系医薬品のうち，ジスルフィド（-S-S-）結合を有し**ない**ものはどれか．
1　オキシトシン
2　リュープロレリン酢酸塩
3　サケカルシトニン
4　バソプレシン
5　ヒトインスリン

2.4 生体分子を模倣した医薬品

解説
1（誤）ジスルフィド（-S-S-）結合1個．
2（正）ジスルフィド（-S-S-）結合はない．
3（誤）ジスルフィド（-S-S-）結合1個．
4（誤）ジスルフィド（-S-S-）結合1個．
5（誤）ジスルフィド（-S-S-）結合3個．

正解　2

問題 2.49　ペプチド系抗生物質はどれか．
1　エリスロマイシン
2　ストレプトマイシン硫酸塩
3　アンピシリン
4　セファレキシン
5　ブレオマイシン塩酸塩

解説
1（誤）マクロライド系．
2（誤）アミノグリコシド系．
3（誤）β-ラクタム（ペナム）系．
4（誤）β-ラクタム（セフェム）系．
5（正）ポリペプチド系．

正解　5

問題 2.50　免疫抑制薬として用いられるペプチド系医薬品はどれか．
1　アザチオプリン
2　クロモグリク酸ナトリウム
3　シクロスポリン
4　グリチルレチン酸
5　プロチレリン

解説 1（誤）核酸アナログ免疫抑制薬.
2（誤）抗アレルギー薬.
3（正）
4（誤）非ステロイド性抗炎症薬.
5（誤）視床下部分泌ポリペプチドホルモンで下垂体 TSH 分泌機能検査薬.

[正解] 3

問題 2.51 エルカトニンに関する記述で正しいものはどれか.
1 骨粗鬆症の疼痛緩和にも利用される.
2 血中のカルシウム濃度を上昇させる.
3 ウナギカルシトニンのスルフィド結合を炭素鎖で置換したものである.
4 哺乳類では，カルシトニンは副甲状腺から分泌される.
5 経口投与である.

解説 1（正）
2（誤）低下させる.
3（誤）ジスルフィド（-S-S-）結合.
4（誤）甲状腺傍沪胞細胞である.
5（誤）筋肉注射である.

[正解] 1

◆ 確認問題 ◆

次の文の正誤を判別し，○×で答えよ.
□□□ 1 ペプチドは，アミノ酸がエステル結合でつながっている.
□□□ 2 ペプチドの構造は，一般的にアミノ末端残基（−NH$_2$）を左側に，炭素末端残基（−COOH）を右側に書く.
□□□ 3 ペプチド中のジスルフィド結合は，システインの−SH の還元により形成

される.
- □□□ 4 オキシトシンは，脳下垂体前葉から分泌されるホルモンである．
- □□□ 5 サキナビルメシル酸塩は，HIVプロテアーゼ阻害する非ペプチド性抗ウイルス薬である．

正　解
1 ×，2 ○，3 ○，4 ×，5 ○

2.4.6　オータコイド

到達目標 オータコイドおよびその関連医薬品を列挙し，それらの化学構造を比較できる．

問題 2.52 ヒスタミンに関する記述のうち，正しいものはどれか．

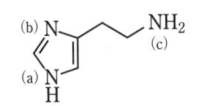

histamine

1　ヒスタミンは，イミダゾール骨格を有する．
2　ヒスタミンは，グアニジノ基を有する．
3　ヒスタミンの3つの窒素原子（a～c）は，すべて塩基性を示す．
4　ヒスタミンは，生理pHの条件ではアニオンとして存在する．
5　ヒスタミンは，フェニルアラニンから生合成される．

解　説　1（正）
2（誤）　エチルアミノ基を有する．
3（誤）　(a) の窒素の非共有電子対は芳香族性のために使われ，塩基性を示さない．

4（誤）主に側鎖アミノ基がプロトン化されたカチオンとして存在する．

5（誤）ヒスチジンからヒスチジン脱炭酸酵素により脱炭酸されて生合成される．

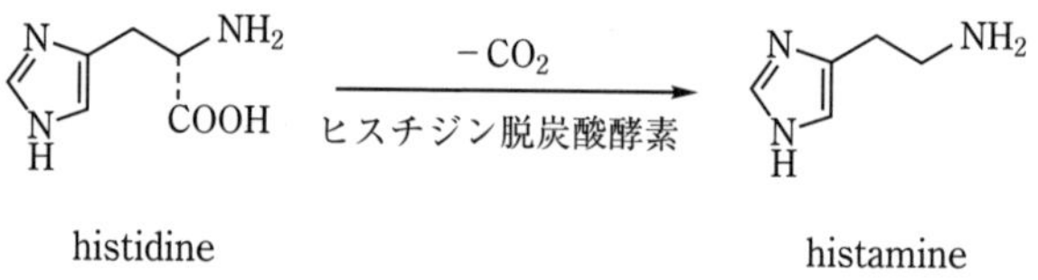

histidine → histamine （−CO₂，ヒスチジン脱炭酸酵素）

正解　1

問題 2.53 セロトニンに関する記述のうち，正しいものはどれか．

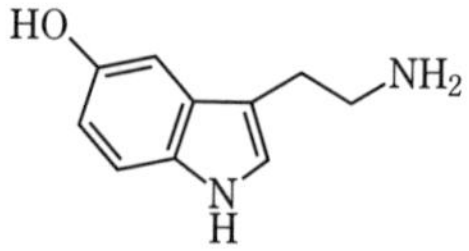

serotonin（5-hydroxytryptamine）

1　セロトニンは，ベンゾイミダゾール骨格を有する．
2　セロトニンは，ベンジルアミン構造を有する．
3　セロトニンの2つの窒素原子は，すべて塩基性を示す．
4　セロトニンは，カテコールアミンである．
5　セロトニンは，トリプトファンを前駆物質として生合成される．

解説
1（誤）インドール骨格．
2（誤）エチルアミン構造．
3（誤）インドール窒素は芳香族性のために塩基性を示さない．
4（誤）
5（正）トリプトファンが酸化された後，脱炭酸を受けて生合成される．

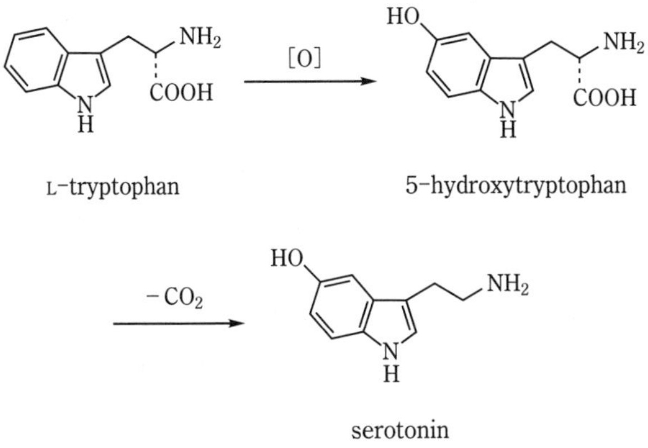

2.4 生体分子を模倣した医薬品

L-tryptophan →[O]→ 5-hydroxytryptophan

→(−CO₂)→ serotonin

正解 5

問題 2.54 プロスタグランジン（PG）に関する記述のうち，<u>誤っている</u>ものを選べ．

1 PG は，基本構造として下に示すプロスタン酸骨格を有する．

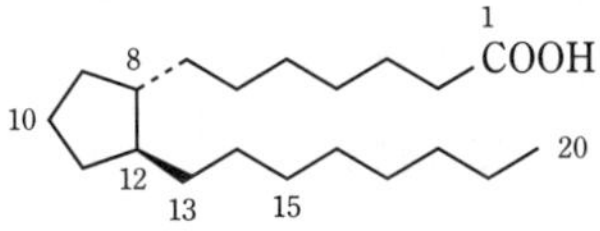

2 PG の 2 つの側鎖は，五員環に対して *cis* 配置である．
3 PG の構造で，カルボキシル基を有する側鎖を α 鎖という．
4 PG は，五員環部分の構造の違いにより A〜I に分類される．
5 PGH₂ は，炭素-炭素の二重結合を 2 つ有する．

解説
1（正） 炭素数 20 の不飽和脂肪酸である．
2（誤） *trans* 配置である．ただし，側鎖の付け根に二重結合をもつ場合はこの限りではない．
3（正） もう一方を ω 鎖という．
4（正） PG は，二重結合を 1〜2 つもち，13 位の二重結合は *E*

配置である．また，15位に水酸基を有する．
5（正）

正解 2

問題 2.55 次の化合物（a～d）に関する記述のうち，正しいものはどれか．

a COOH

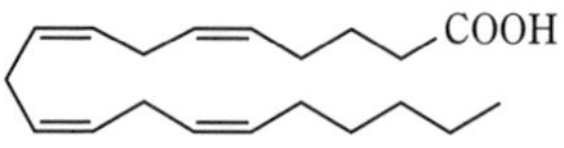

b O-O 付き五員環構造 COOH, OOH

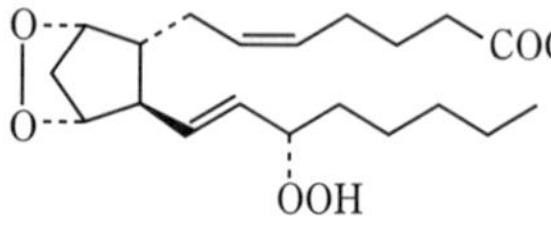

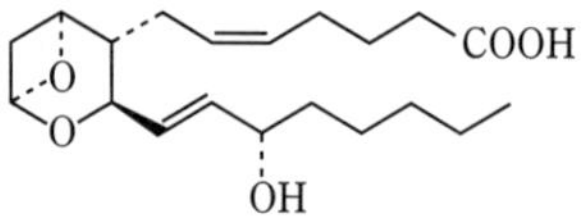

c O-O 付き六員環 COOH, OH

d OH OH COOH

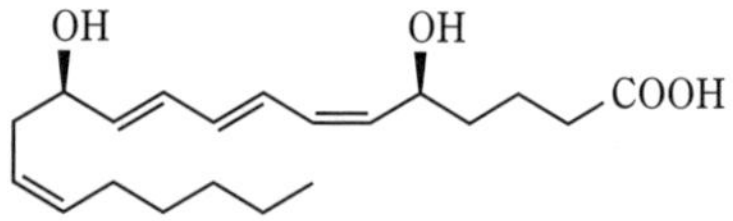

1 化合物 a は，エイコサペンタエン酸である．
2 化合物 b は，化合物 a から生合成される．
3 化合物 c は，ロイコトリエンである．
4 化合物 d は，トロンボキサンである．
5 化合物 c と化合物 d は，化合物 b を経由して生合成される．

解説
1（誤） アラキドン酸．
2（正） シクロオキシゲナーゼの作用によりプロスタグランジンペルオキシドが生成する．
3（誤） トロンボキサン（TXA$_2$）．トロンバン酸骨格を有する．
4（誤） ロイコトリエン（LTB$_4$）．共役した3つの二重結合をもつ．
5（誤） ロイコトリエンは5-ヒドロペルオキシエイコサテトラエン酸（5-HPETE）を経由して生合成される．

正解 2

◆ 確認問題 ◆

次の文の正誤を判別し，○×で答えよ．

□□□ 1 ジフェンヒドラミンは，H_1 受容体拮抗薬である．

□□□ 2 クロルフェニラミンは，イミダゾール骨格を有する H_1 受容体拮抗薬である．

□□□ 3 H_1 受容体拮抗薬は，基本構造にエチルアミン（$-CH_2CH_2NR_2$）をもつ．

□□□ 4 シメチジンは，チアゾール骨格を有する H_2 受容体拮抗薬である．

□□□ 5 オメプラゾールは，イミダゾール骨格を有する H_2 受容体拮抗薬である．

□□□ 6 オンダンセトロンとグラニセトロンは，インドール骨格を有する 5-HT_3 受容体拮抗薬である．

正解

1 ○

2 × ベンゼンとピリジン骨格をもつ．

3 ○

4 × イミダゾール骨格を有する．

5 × ベンゾイミダゾール骨格を有するプロトンポンプ阻害薬（PPI）である．

6 × グラニセトロンはインダゾール骨格を有する．

2.5 ◆ 生体内分子と反応する医薬品

2.5.1 アルキル化剤とDNA塩基との反応

到達目標 アルキル化剤とDNA塩基の反応を説明できる．

問題 2.56 アルキル化剤は次のうちどれか．
1 シクロスポリン
2 チオテパ
3 イドクスウリジン
4 ブレオマイシン
5 エトポシド

解　説　1（誤）　シクロスポリンはカルシニューリンを阻害して炎症性サイトカインの産生を抑制する免疫抑制薬である．臓器移植における拒絶反応の抑制，尋常性乾癬，再生不良性貧血，ネフローゼ症候群などに用いられる．

2（正）　チオテパはDNAをアルキル化する作用をもったエチレンイミン系のアルキル化剤である．慢性白血病，乳がん，卵巣がん，膀胱腫瘍などに用いられる．

3（誤）　イドクスウリジンはチミジンのヨウ素類似化合物で，ウイルスのDNA合成過程でチミジンの取込みに拮抗する抗ウイルス薬である．毒性のため全身投与はできず，眼科領域で単純ヘルペスウイルスによる角膜炎に用いられる．

4（誤）　ブレオマイシンはグリコペプチド構造をもつ抗がん性抗生物質で，C末端のビチアゾール部位でDNAに結合する一方，N末端のピリミジンを含む部位で鉄キレートを形成して酸素を活性化し，DNAを酸化的に切断する．悪性リンパ腫，皮膚がん，頭頸部がん，睾丸腫瘍などに用いられる．

5（誤） エトポシドは *Podophyllum* 属の植物から得られるポドフィロトキシンで，トポイソメラーゼⅡと複合体を形成し，切断されたDNAの再結合を阻害する．肺小細胞がん，悪性リンパ腫，子宮頸がんなどに用いられる．

正解　2

問題 2.57 アルキル化に関する記述として正しいものはどれか．
1 DNAに含まれる核酸塩基のうち最もアルキル化されやすいものはグアニンである．
2 硫酸ジメチルをDNAに反応させると，核酸塩基の反応性によらずすべての塩基がメチル化される．
3 ナイトロジェンマスタードなどクロロエチルアミン系アルキル化剤でDNA核酸塩基と反応するのは，末端のクロロ基である．
4 シクロホスファミドはそのアルキル化作用のための副作用として出血性膀胱炎を引き起こす．
5 DNAをアルキル化する発がん物質は知られていない．

解説　1（正） B型DNAの二重らせんには広い溝と狭い溝がある．グアニンの7位窒素は広い溝に露出し，かつ求核性が高いため，グアニンが最もアルキル化されやすい．

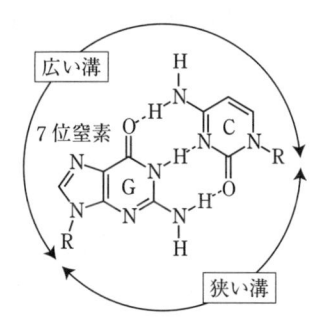

2（誤） 硫酸ジメチルによりグアニンの7位窒素がメチル化され

る.この反応は Maxam-Gilbert 法による DNA 塩基配列決定に用いられている.

3（誤） クロロエチルアミン部分の分子内反応でエチレンインモニウム中間体を生じ，これが DNA 核酸塩基のアルキル化を引き起こす.

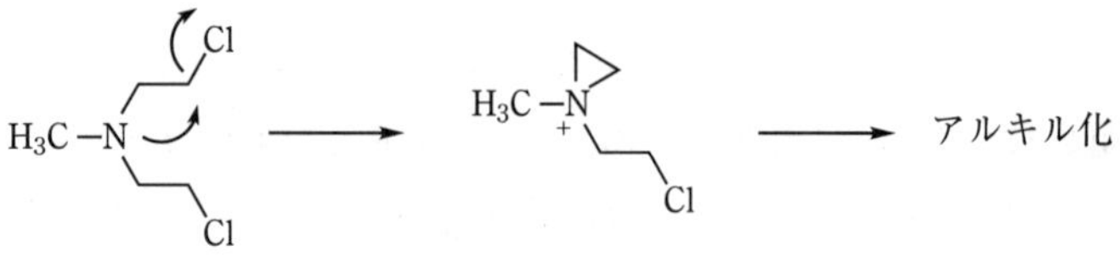

ナイトロジェンマスタード　　　活性中間体

4（誤） シクロホスファミドは生体内で肝ミクロソームの酸化酵素 P450 により酸化されて水酸化体となり，さらに開環して活性型に変化し，アルキル化剤として作用する．その際にアクロレインを生成するため，出血性膀胱炎が起こる.

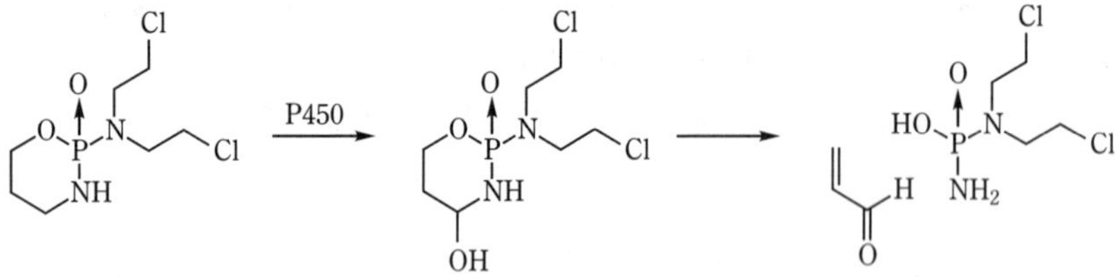

シクロホスファミド　　　　　　　　　　　　　　アクロレイン　活性型

5（誤） アフラトキシン（カビ毒），プタキロシド（ワラビ成分）などの発がん物質はアルキル化剤である.

正解　1

2.5 生体内分子と反応する医薬品 115

2.5.2 インターカレーターの作用機序

到達目標 インターカレーターの作用機序を図示し，説明できる．

問題 2.58 インターカレーターは次のうちどれか．
1 ディスタマイシン
2 エリスロマイシン
3 アクチノマイシン D
4 マイトマイシン C
5 シスプラチン

解説 1（誤） ディスタマイシンは分子が湾曲した形をとっており，塩基対間にインターカレートせずに，水素結合や van der Waals 力により DNA の狭い溝と相互作用する．DNA の溝には核酸塩基のもつ水素結合のドナーやアクセプターとなる官能基が配列しており，ディスタマイシンはアデニンやチミンに富む塩基配列に結合する．

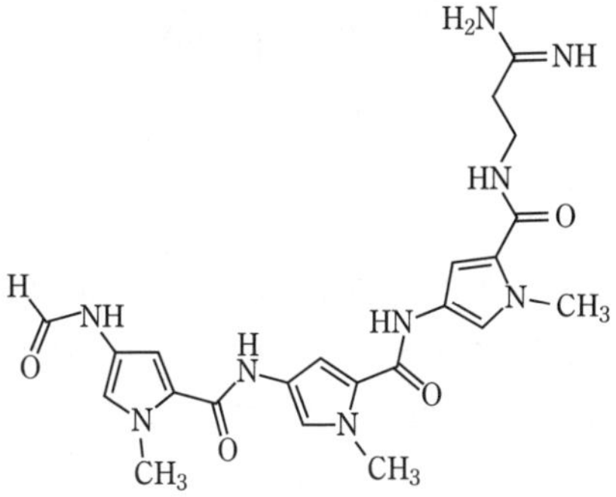

ディスタマイシン

2（誤） エリスロマイシンは 14 員環マクロライド系抗生物質で，リボソーム 50S サブユニットの 23S rRNA に結合し，バクテリアのタンパク質合成を阻害する．グラム陽性菌，マイコプラズ

マ，レジオネラなどに効果を示す．

3（正） アクチノマイシンDは2つの環状ペプチド部分とフェノキサジン部分からなる抗がん性抗生物質で，DNAの塩基対間に入り込むインターカレーターである．RNAポリメラーゼによるDNAの転写を抑制することにより効力を現す．

$$\begin{array}{l} \text{Thr-D-Val-Pro-MeGly-MeVal} \\ \text{Thr-D-Val-Pro-MeGly-MeVal} \end{array}$$

MeGly = N-メチルグリシン
MeVal = N-メチルバリン

アクチノマイシンD

4（誤） 抗がん性抗生物質マイトマイシンCはその構造中にキノン部，ウレタン部，アジリジン部を含み，生体内で還元酵素により活性化されDNAを架橋する．

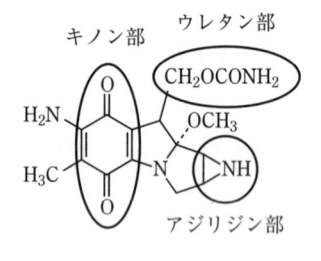

マイトマイシンC

5（誤） シスプラチンはアンモニアと塩素がシスに配位した抗がん性白金錯体である．DNA鎖内の隣り合うグアニン塩基が塩素と置換して白金にシス配位することで鎖内架橋が形成される．

シスプラチン

正解　3

問題 2.59 インターカレーションに関する記述として正しいものはどれか.
1 DNA にインターカレーターが相互作用すると塩基対の間隔が狭まる.
2 臭化エチジウムがインターカレートした DNA に 260 nm の UV を照射すると蛍光を発する.
3 DNA にインターカレーターが相互作用した状態は不安定である.
4 発がん物質ベンゾ[a]ピレンは生体内で DNA にインターカレートすることで細胞をがん化させる.
5 インターカレーターが芳香族化合物であっても,そのπ電子と核酸塩基対のπ電子が相互作用することはない.

解説 1（誤） インターカレーターは塩基対の間隔を広げる.
2（正） 臭化エチジウムがインターカレートした DNA に 260 nm の UV を照射すると DNA に吸収され,そのエネルギーがインターカレートした臭化エチジウムに転移するため,臭化エチジウムが励起して 590 nm の蛍光を発する.

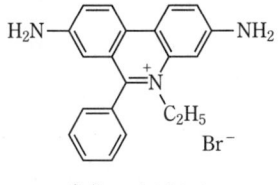

臭化エチジウム

3（誤） インターカレーションは熱力学的に有利であり,DNA の二本鎖構造が安定化される.
4（誤） ベンゾ[a]ピレンは生体内で代謝されてベンゾピレンのジオールエポキシドを生成し,これが DNA 塩基をアルキル化することで発がん性を示す.

5（誤）インターカレーターと核酸塩基対との間に働く力は，疎水性相互作用とπ電子の相互作用である．

正解　2

重要事項　薬物とDNAとの結合には，インターカレーションやDNAの溝との結合などが知られている．インターカレーションとは芳香族化合物のような扁平で疎水性の高い物質がDNAの塩基対間に入り込むものである．

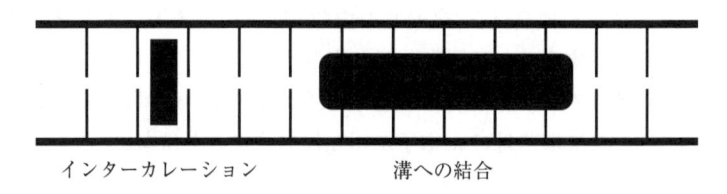

インターカレーション　　　　溝への結合

2.5.3 β-ラクタムをもつ医薬品の作用機序

到達目標　β-ラクタムをもつ医薬品の作用機序を化学的に説明できる．

問題2.60　抗菌薬とその作用機序に関する記述のうち，正しいものはどれか．
1　セフメタゾールの作用機序は，細菌の葉酸生合成阻害による．
2　シプロキサシンの作用機序は，細菌のDNAジャイレースに作用してDNAの複製を阻害する．
3　クラリスロマイシンの作用機序は，細菌のリボソーム30Sサブユニットに結合してタンパク合成を抑制する．
4　スルファメトキサゾールの作用機序は，細胞壁合成阻害作用による．
5　カナマイシンの作用機序は，細菌のリボソーム50Sサブユニットに結合してタンパク合成を抑制する．

解説　抗菌薬の分類と作用機序を整理しよう．

1（誤）β-ラクタム系抗菌薬は，細胞壁合成阻害作用による．
2（正）キノロン系合成抗菌薬の作用機序である．
3（誤）マクロライド系抗菌薬は，細菌のリボソーム 50S サブユニットに結合してタンパク合成を抑制する．
4（誤）スルホンアミド系合成抗菌薬は，細菌の葉酸生合成阻害による．
5（誤）アミノグリコシド系抗菌薬は，細菌のリボソーム 30S サブユニットに結合してタンパク合成を抑制する．

[正解] 2

問題 2.61 β-ラクタム系抗菌薬が標的酵素を不活性化する反応はどれか．
1 活性中心のシステイン残基とジスルフィド結合を形成し不活性化する．
2 活性中心のアミノ酸残基と水素結合して不活性化する．
3 酵素中のペプチド結合をランダムに加水分解して不活性化する．
4 活性中心のセリン残基をアシル化して不活性化する．
5 酵素中のジスルフィド結合を還元的に切断して不活性化する．

解　説 細胞壁合成酵素であるカルボキシペプチダーゼやトランスペプチダーゼは，ペプチドグリカン末端に存在する D-Ala－D-Ala 部分に作用し，架橋形成することで細胞壁を合成している．β-ラクタム系抗菌薬の化学構造は，β-ラクタム環が一般のアミド結合と違って四員環環状アミドという歪みのあるラクタム環を形成しているため，カルボニル基の炭素が，求核攻撃を受けやすくなっている．さらに，その立体構造が，D-Ala－D-Ala 部分の立体構造に類似しているため，これらの酵素に偽基質として取り込まれ，酵素中のセリン残基 OH 基をアシル化し酵素を不活性化することで細胞壁合成を阻害する．

D-Ala − D-Ala

penicillin

penam
(penicillin)

酵素が不活性化される

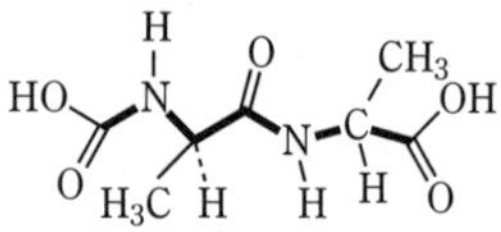

ペニシリンと D-**Ala**−D-**Ala** の立体構造

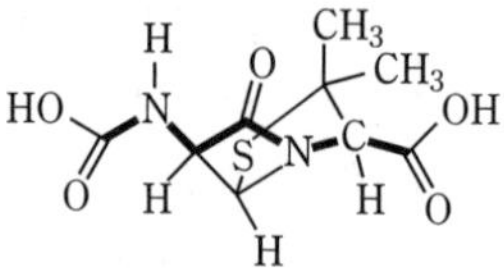

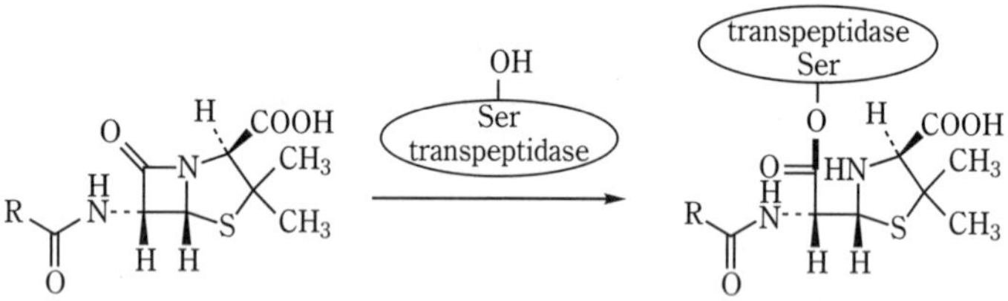

(正解) 4

問題 2.62　抗菌薬の中で酵素あるいは受容体と共有結合で結合してその薬効を示すものはどれか.

1　セファロチンなどの β-ラクタム系抗菌薬
2　エノキサシンなどのキノロン系合成抗菌薬
3　エリスロマイシンなどのマクロライド系抗菌薬
4　スルファメトキサゾールなどのスルホンアミド系合成抗菌薬
5　ストレプトマイシンなどのアミノグリコシド系抗菌薬

解　説　医薬品が生体高分子と共有結合を形成し薬効を発揮する例は，酵素阻害反応などに見られる．胃潰瘍治療薬オメプラゾール（H^+, K^+-ATP アーゼ中のシステイン残基 SH 基とのジスルフィド結合形成），アスピリン（シクロオキシゲナーゼ中のセリン残基 OH 基のアシル化），β-ラクタム系抗生物質（細胞壁合成酵素トランスペプチダーゼ中のセリン残基 OH 基とのアシル化）などである．また，抗

2.5 生体内分子と反応する医薬品　121

がん剤のアルキル化剤も共有結合を形成し効果を発揮する例である．

正解　1

問題 2.63　β-ラクタム系抗生物質のコア構造のうち，セフェムはどれか．

1 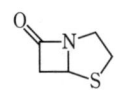　2 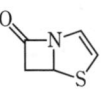　3 
4 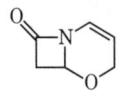　5

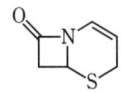

解説　β-ラクタム系抗生物質の基本構造を整理しよう．

1（誤）　ペナム．
2（誤）　ペネム．
3（誤）　カルバペネム．
4（誤）　オキサセフェム．
5（正）　セフェム．

その他に以下のようなものがある．

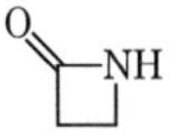

モノバクタム 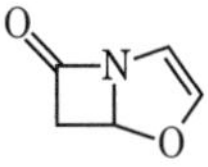　　オキサペネム 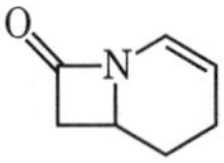　　カルバセフェム

正解　5

問題 2.64 次の医薬品のうち，キノロン系合成抗菌薬はどれか．

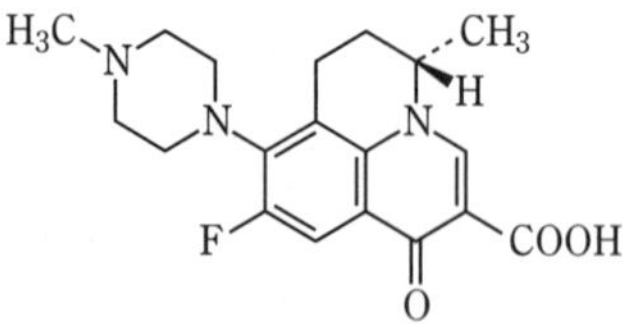

解説
1（誤） テトラサイクリン系抗生物質テトラサイクリン．
2（誤） マクロライド系抗生物質エリスロマイシン．
3（誤） アミノグリコシド系抗生物質ストレプトマイシン．
4（誤） β-ラクタム系抗生物質セファクロル．
5（正） キノロン系抗菌薬レボフロキサシン．

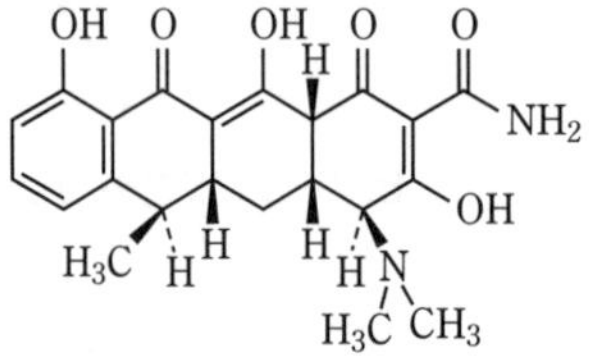

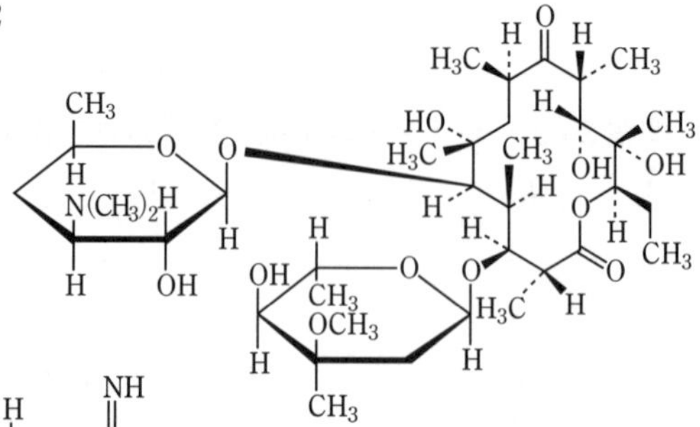

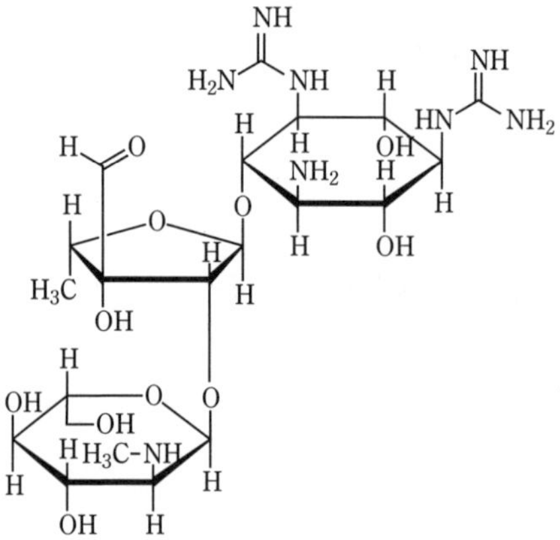

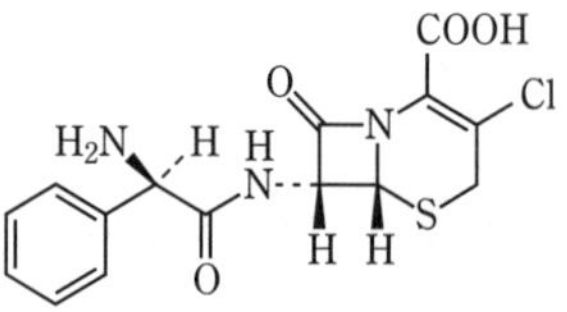

正解 5

◆ 確認問題 ◆

次の文の正誤を判別し，○×で答えよ．
□□□ **1** β-ラクタム系抗生物質に対する主な耐性機構は，β-ラクタマーゼによる

環状エステル部の加水分解による．

□□□ 2　β-ラクタム系抗生物質の作用機序は，酵素と可逆的に結合し不活性化することによる．

□□□ 3　β-ラクタム系抗生物質の立体構造は，細胞壁合成の際のペプチド架橋に関わる N-アセチルムラミン酸末端に存在する L-Ala－L-Ala 部分の立体構造に類似している．

□□□ 4　β-ラクタム系抗生物質の作用機構は，四員環 β-ラクタム構造の立体ひずみにより，カルボニル基の炭素が求核攻撃を受けやすいことによる．

□□□ 5　β-ラクタマーゼ阻害物質は，耐性菌中の β-ラクタマーゼに対する自殺基質として開発されている．

□□□ 6　β-ラクタム系抗生物質は，四員環ラクタムの単環あるいはそれを含むビシクロ環を基本構造とする．

□□□ 7　N-methyltetrazolylthio 基を導入し開発された β-ラクタム系抗生物質は，副作用としてアンタビュース作用（嫌酒作用）をもつことが考えられる．

□□□ 8　セフェム系抗生物質の基本構造の IUPAC 名は，8-oxo-5-thia-1-aza-bicyclo[4.2.0]oct-2-ene-2-carboxylic acid である．

□□□ 9　キノロン系抗菌薬は，構造中の 3 位カルボニル基と 4 位カルボキシル基が活性発現の必須部位である．

□□□ 10　キノロン系抗菌薬は，制酸剤などの 2 価金属カチオンとは併用は避けなければならない．

□□□ 11　サルファ剤の作用発現の必須構造は，ベンゼンスルホンアミドである．

□□□ 12　サルファ剤は，微生物が産生する化合物を誘導化し開発された抗菌薬である．

□□□ 13　サルファ剤の作用発現は，葉酸の構成成分である p-アミノ安息香酸と構造が類似していることによる．

□□□ 14　MRSA 感染症に用いられるバンコマイシンの作用機序は，細胞壁合成阻害作用による．

□□□ 15　バンコマイシンの基本構造は，非天然型アミノ酸を含む 7 つのアミノ酸からなるペプチド骨格に糖が結合したグリコペプチド構造をしている．

正解

1 × 環状エステルではなく，環状アミド構造である．
2 × 酵素と不可逆的に共有結合を形成する．
3 × 非天然型の D-Ala－D-Ala の立体構造と類似している．
4 ○
5 ○ 自殺基質とは，酵素本来の作用を受けつつ不可逆的に結合して，その酵素を不活性化する化合物のことである．
6 ○
7 ○ セフメタゾールなど．

N-methyltetrazolylthio 基

8 ○
9 × 3位がカルボキシル基，4位がカルボニル基である．
10 ○ 設問9の2つの官能基と2価金属がキレートを形成し吸収が抑制されるためである．
11 × ベンゼンスルホンアミドではなく，スルファミン（4-アミノベンゼンスルホンアミド）である．
12 ○ 合成抗菌剤である．
13 ○
14 ○ β-ラクタムの作用機序とは異なり，D-Ala－D-Ala 部分にバンコマイシンが水素結合して結合し細胞壁合成を阻害する．
15 ○

3 医薬品の創製

3.1 ◆ 医薬品創製

3.1.1 医薬品創製の歴史

到達目標 古典的な医薬品開発から理論的な創薬への歴史について説明できる.

問題 3.1 医薬品開発に重要な概念を導入した人物とその方法(開発医薬品)の対応のうち,正しいものはどれか.
1　フレミング ――――――― 代謝拮抗(メルカプトプリン)
2　エールリッヒ ――――――― 抗生物質(ペニシリン)
3　ヒッチングス&エリオン ―― 受容体拮抗(プロプラノロール)
4　ブラック ――――――― ランダムスクリーニング
　　　　　　　　　　　　　　(サルバルサン)
5　ゼルチュルナー ――――――― 天然物から有効成分の単離
　　　　　　　　　　　　　　(モルヒネ)

解説　1 (誤) フレミング (Alexander Fleming) は最初の抗生物質であるペニシリンを発見した.

2 (誤) エールリッヒ (Paul Ehrlich) は,ランダムスクリーニングの手法や受容器(受容体)の概念を導入した.多数の化合物のランダムスクリーニングにより梅毒の治療薬,サルバルサンを開発し,化学療法の父と呼ばれている.

3 (誤) ヒッチングス (George H. Hitchings) とエリオン (Gertrude

B. Elion）の両者は，代謝拮抗の概念に基づき，多くの医薬品［メルカプトプリン（抗悪性腫瘍薬），アロプリノール（痛風治療薬），アシクロビル（抗ウイルス薬）］を開発し，1988 年に「薬物療法における重要な原理の発見」により下記のブラック博士とともにノーベル生理学・医学賞を受賞した．

4（誤） ブラック（James W. Black）は，受容体を遮断する薬物は治療薬になるとの考えからプロプラノロール（アドレナリン β 受容体遮断薬）やシメチジン（ヒスタミン H_2 受容体拮抗薬）を開発した．

5（正） ドイツの薬剤師ゼルチュルナー（Friedrich Sertürner）は，ケシの未熟果から得られるアヘンを精製して，初めてモルヒネを単離した．

正解　5

問題 3.2 植物成分の化学構造に基づいて開発された医薬品がある．そのような医薬品と植物成分の対応のうち，正しいものはどれか．

1　アスピリン ――――――― ツボクラリン
2　ペンタゾシン ――――――― モルヒネ
3　ドセタキセル ――――――― ジクマロール
4　塩化スキサメトニウム ―― アトロピン
5　ワルファリンカリウム ―― サリシン

解説　1（誤） 柳の樹は古くから歯痛の治療に用いられてきた．その成分であるサリシンは苦味が強いため，無味で同様な作用をもつサリチル酸へと発展してきた．しかし，サリチル酸は胃粘膜の刺激作用が強く，これを改善したのが解熱鎮痛薬のアスピリンである．

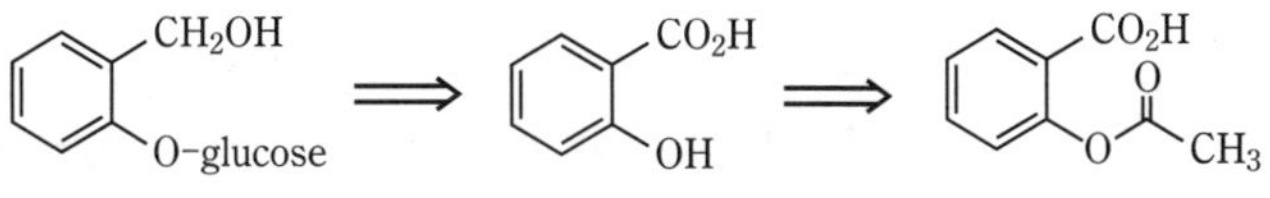

[構造式: サリシン ⇒ サリチル酸 ⇒ アスピリン]

2（正） モルヒネは強力な鎮痛作用を示すが麻薬性をもつため，その改良薬としてモルヒネの構造を単純化することにより，非麻薬性鎮痛薬ペンタゾシンが開発された．

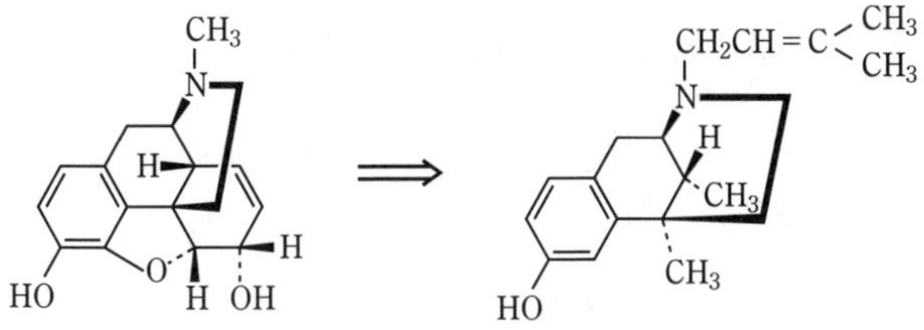

[構造式: モルヒネ ⇒ ペンタゾシン]

3（誤） 西洋イチイの木から抗腫瘍作用をもつパクリタキセルが発見され，医薬品として開発された．溶解性や副作用の改良を目指してパクリタキセルのアミド構造のベンゾイル基をBoc (tert-butoxycarbonyl, -CO-O-Bu(t))基に置き換えたドセタキセルが開発された．

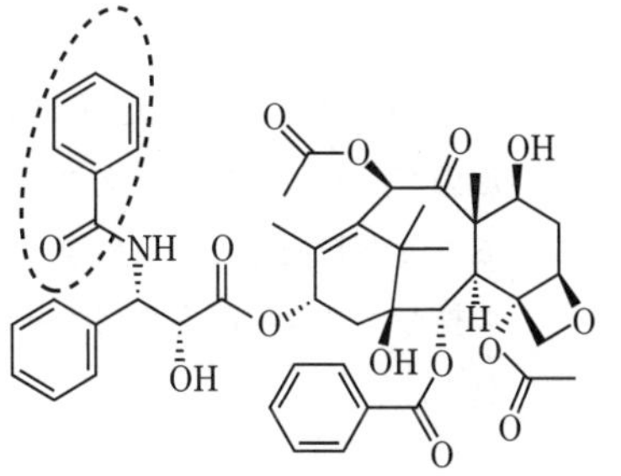

[構造式: パクリタキセル]

4（誤） 矢毒成分の1つで筋弛緩作用をもつアルカロイド，塩化ツ

ボクラリンは，作用発現に必要な構造部分は，10原子によって隔てられた2つのアンモニウム基であると特定された．この事実に基づき，塩化スキサメトニウムが骨格筋弛緩薬として開発された．アトロピンは，ナス科植物に含まれる抗コリンアルカロイドであり，この構造に基づいて大胆にデザインされたペチジンにはアトロピンとは異なる強力な鎮痛作用が発見された．

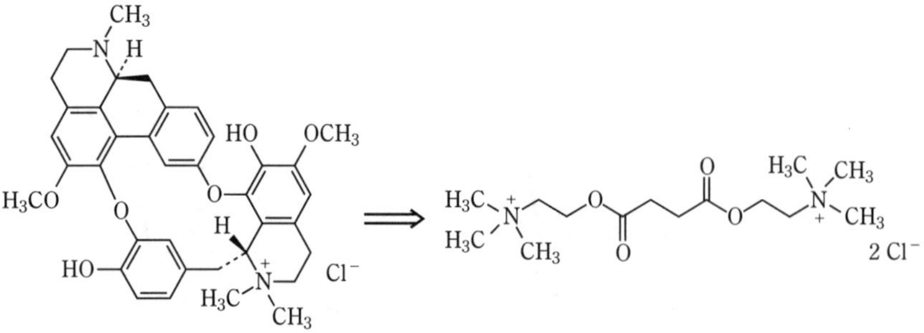

ツボクラリン塩化物

スキサメトニウム塩化物

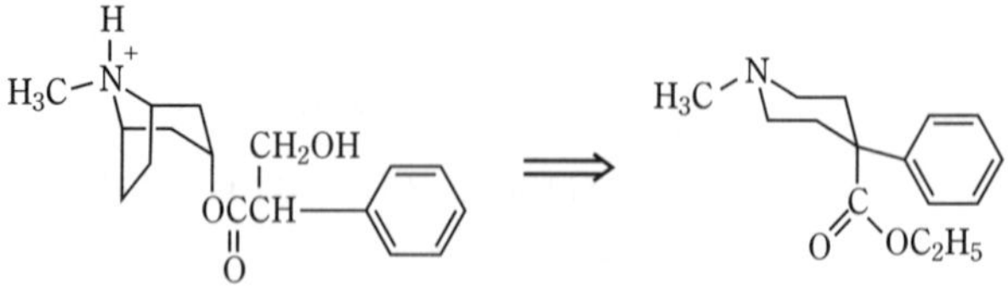

アトロピン

ペチジン

5（誤）　牛がちょっとした切り傷から出血死することがある．この原因が，カビの生えたクローバーに含まれるジクマロールであることが判明した．この事実に基づいてジクマロールの構造を変換し，より抗凝血作用の強いワルファリンカリウムが開発された．

ジクマロール   ワルファリンカリウム

〔正解〕 2

3.1.2 リード化合物の創製

到達目標 リード化合物創製の歴史と現在の手法について説明できる．

問題3.3 リード化合物として最も適切なものはどれか．
1. 多目的スクリーニングで何らかの作用があった化合物
2. 開発目的の作用を最初に示した化合物
3. 多数の誘導体合成を決断させるに値する活性を示した化合物
4. 多数の誘導体の中で臨床試験への候補化合物
5. 新薬として承認申請する化合物

解 説 リード化合物とは，先導（リード）する化合物を意味し，活性，作用の選択性，毒性などから開発候補化合物へ向けて最適化（多数の誘導体合成）の検討をする価値があると判断され選び出された化合物のことをいう．ここでは選択肢3に相当する．リード化合物とよく似た用語に「シード化合物」がある．厳密に区別できるものではないが，一般的にシード化合物とは，種（シード）となる化合物を意味し，多数の化合物をスクリーニングして，何らかの作用が見いだされたものを指し，ここでは選択肢の1と2の内容に該当する．シード化合物の更なる検討の結果，リード化合物に発展していくと考えればわかりやすい．

〔正解〕 3

3. 医薬品の創製

問題 3.4 シード化合物やリード化合物の探索法として，最も効率的な方法はどれか．
1　ハイスループットスクリーニング
2　既存の医薬品の構造変換
3　天然資源からの有効成分の単離
4　偶然の発見
5　コンピュータによるドラッグデザイン

解説　古くより医薬品開発は，偶然の発見（選択肢4），天然資源からの有効成分の単離（選択肢3）や古典的なランダムスクリーニングなどによるものであった．また，既存医薬品の構造変換（選択肢2）による研究は既存薬の改良を目指すもので，新規リード化合物の創出に結びつくことは少ない．選択肢5のコンピュータによるドラッグデザインは構造活性相関を検討する際の手段であり，リード化合物を創出することは現時点では難しい．1990年代以降になって，多数の化合物をロボットにより一気に合成するコンビナトリアルケミストリーや，多数の化合物を高速でスクリーニングすることを可能にしたハイスループット（高速大量処理）スクリーニング（HTS：high throughput screening）などの手法が開発された．疾病の原因に基づいて論理的に設定されたスクリーニング系を用いて化合物ライブラリーをHTSに適用することにより，シード化合物やリード化合物の発見が効率的になった．

正解　1

3.2 ◆ 標的生体分子との相互作用

3.2.1 標的生体分子

到達目標 医薬品開発の標的となる代表的な生体分子を列挙できる．

> **問題 3.5** リード化合物を探索するため，スクリーニング系に使用される標的生体分子として，適切でないものはどれか．
> 1 酵素
> 2 血液脳関門
> 3 膜受容体
> 4 核内受容体
> 5 イオンチャネル

解説 医薬品は，病気の原因である体内の異常になった機能を正常に戻すため，生体内標的分子に働きかける．標的分子は多数考えられるが，これまでに市販されている低分子医薬品の作用点の大部分は，受容体，酵素，イオンチャネルなどのタンパク質で占められている．

　　　　1）酵素　　　　　　48 %
　　　　2）膜受容体　　　　30 %
　　　　3）イオンチャネル　 7 %
　　　　4）トランスポーター 4 %
　　　　5）核内受容体　　　 4 %

多くの場合，薬の作用機序は，これらの一次作用点で受容体との相互作用，酵素阻害，イオンチャネルの開閉により，病因である異常状態を正常に戻すことで説明されている．したがって，目的の治療薬を開発するために，これらの標的生体分子を対象としたスクリーニングが選択される．血液脳関門を通過するか否かのスクリーニングは，活性の測定ではなく中枢への移行性を判断するためであり，二次スクリ

ーニング以降で検討されることになる．

[正解] 2

問題3.6 医薬品開発における標的生体分子に関する記述のうち，正しいものはどれか．
1 酵素のアイソザイム間の阻害に対する選択性を検討する必要がある．
2 受容体のサブタイプ間の選択性を特に考慮する必要はない．
3 酵素阻害薬の探索スクリーニングにおいて，基質と構造が類似した化合物を選択しなければならない．
4 イオンチャネルは複数のイオンを透過させる．
5 受容体拮抗薬は受容体と共有結合を形成するものが多い．

解説 1（正）アイソザイム（isozyme）を選択的に阻害する医薬品がいくつか知られている．cAMP を AMP に加水分解する cAMP ホスホジエステラーゼ（PDE）には，現在 PDE I ～ PDE XI までの 11 種類が発見されている．例えばテオフィリン（気管支拡張薬）は PDE の阻害選択性に乏しいが，ミルリノンは心筋に多い PDE III を選択的に阻害して強心作用を示す．作用機序は PDE III を阻害することにより心筋細胞内の cAMP 濃度を高め，細胞膜に存在する Ca^{2+} チャネルを開口し，細胞内の Ca^{2+} 濃度を高める．その結果，心筋の収縮力が増大する．同じく PDE III を選択的に阻害するシロスタゾールは血小板凝集抑制作用をもつ．また，シルデナフィルは PDE V を選択的に阻害し，勃起不全症の治療に用いられている．このように，アイソザイムに対する選択性が優れた化合物は新規治療薬の開発につながっている．アイソザイムに対する選択性を有するこれらの医薬品の構造を示したが，構造に多様性がある点で興味深い．

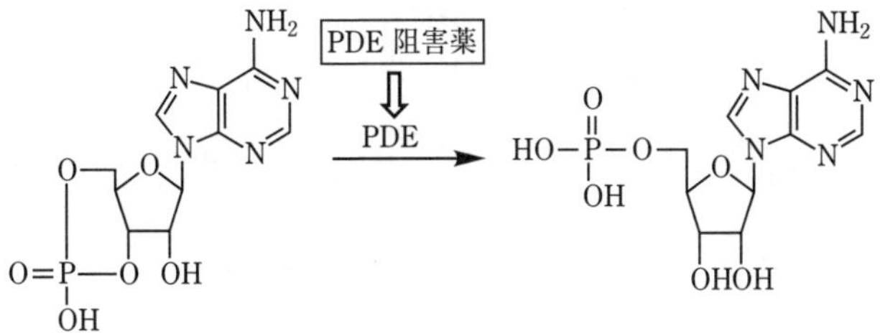

cAMP → (PDE阻害薬 / PDE) → AMP

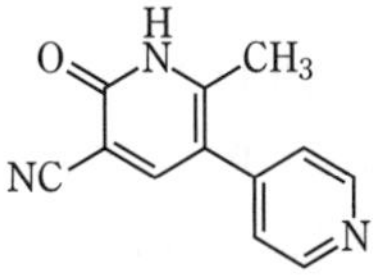

ミルリノン 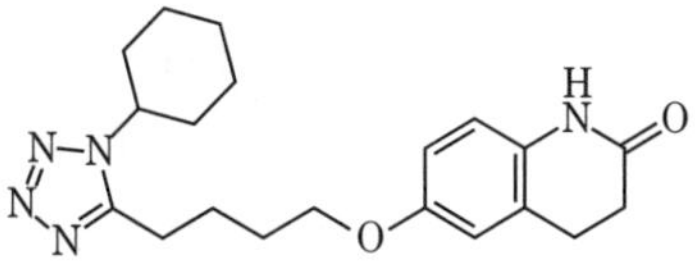　　　シロスタゾール

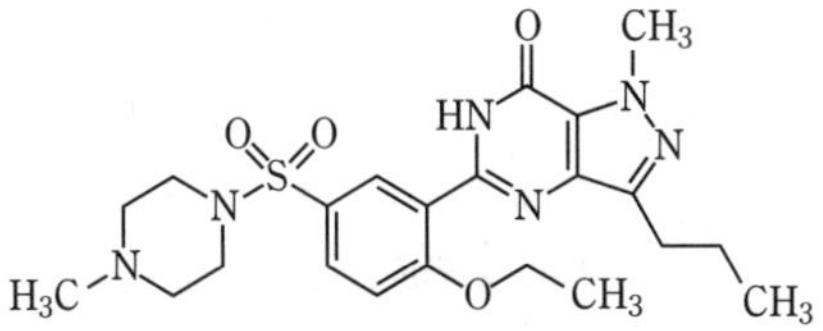

シルデナフィル

2（誤）　ヒスタミン受容体には2つのサブタイプ（H_1とH_2）があり，H_1受容体に選択的な拮抗薬（ジフェンヒドラミンなど）は抗アレルギー作用を示し，H_2受容体に選択的な拮抗薬（シメチジンなど）は胃酸分泌抑制作用を示す．このように，受容体サブタイプの選択性の高い医薬品を開発することは極めて重要である．このほか多くの受容体について，サブタイプごとの医薬品が知られている（p.142 表3.2参照）．

ヒスタミン　　　　ジフェンヒドラミン　　　　シメチジン

　　3（誤）　基質との構造類似性は，酵素阻害を作用機序とする医薬品の開発において，スクリーニング化合物選択の1つファクターとして考慮すべきであるが，必ずしも重要ではない．一見，構造類似性が乏しくとも機能類似性（問題3.2の解説4を参照）が重要な場合もある．また，酵素のアロステリック部位に結合して阻害する場合には構造類似性は必要ない（問題3.7の解説参照）．
　　4（誤）　イオンチャネルはそれぞれ特定のイオン（Ca^{2+}，K^+，Na^+，Cl^-）のみを透過させる．
　　5（誤）　受容体拮抗薬には，可逆的拮抗薬と非可逆的拮抗薬がある．後者は受容体とリガンド結合部位と不可逆的な結合（共有結合など）を形成する．しかし，コリンエステラーゼを非可逆的に阻害する農薬（パラチオンなど）のように不可逆的阻害が毒性増加につながる場合があり，医薬品には非可逆的拮抗薬はそれほど多くない．

正解　1

3.2.2　酵素，受容体，イオンチャネルとの相互作用

到達目標　医薬品と標的生体分子の相互作用を，具体例を挙げて立体化学的観点から説明できる．

問題3.7　酵素との相互作用を作用機序とする医薬品に関する記述のうち正しいものはどれか．
　1　酵素を活性化することにより生物活性を示す医薬品も多い．
　2　酵素阻害薬は，酵素のアロステリック部位に結合して阻害す

るものが大部分である.
3 酵素阻害を作用機序とする医薬品は，主にその生合成経路の初期段階を阻害する.
4 代謝拮抗薬には，体内の生合成経路で基質と類似した構造に変化して阻害作用を示すものが多い.
5 大部分の酵素阻害薬は，非可逆的に阻害して作用を発現する.

解説 1（誤） 酵素の活性化により薬理作用を発現する医薬品は極めて少なく，酵素に作用する医薬品の大部分は阻害薬である．酵素を活性化する医薬品の例として，体内で代謝を受けて一酸化窒素（NO）を発生するニトログリセリンや亜硝酸イソアミルなどの冠血管拡張薬がある．NO は，血管壁の平滑筋細胞内のグアニル酸シクラーゼ（sGC）を活性化する結果，cGMP 濃度が高まり，最終的に血管平滑筋の弛緩をもたらす.

2（誤） 一般に酵素阻害薬は，アロステリック結合部位に結合して阻害するものより基質結合部位に結合して酵素の働きを阻止するものが多い．アロステリック結合部位とは，酵素に基質が結合する部位とは異なった部位であり，ここに阻害薬が結合すると酵素の立体構造が変化し，基質結合部位の基質への親和性が低下して，酵素の触媒能が減弱する．このようなアロステリック阻害作用をもつ医薬品として，ヒト免疫不全ウイルス（HIV）の逆転写酵素を阻害して抗エイズ作用を示すネビラピンが知られている．抗エイズ薬ジドブジンは，逆転写酵素の基質結合部位に結合して阻害するが（問題 3.8 の解説参照），ネビラピンはアロステリック結合部位に結合して阻害する．ジドブジンは基

ネビラピン

質（dTTP）と構造が類似しているが，ネビラピンには類似性がほとんどない．

3（誤） 生体内のある物質が病気の原因である場合，その物質の生合成系のある1つの酵素を阻害し，原因物質の生合成を阻止することによって活性を発現する．多段階の生合成系では，その経路の律速酵素（生合成系全体の合成速度を支配する酵素，すなわち反応速度の遅い酵素をいう）を阻害した場合に，より大きな生合成抑制効果を発揮することになる．このため，生合成の初期段階を阻害するのが効果的とは限らない．

4（正） フルオロウラシル系抗悪性腫瘍薬は，体内の *de novo* 合成経路により最終的に酵素の基質である dUMP と構造類似の 5-FdUMP に変化し，dUMP と拮抗してチミジル酸合成酵素（thymidylate synthase）を阻害する．この結果，がん細胞での DNA 合成に必要な dTMP が合成されず，抗腫瘍作用を示す．このように，代謝拮抗薬の中でも核酸系抗腫瘍薬や抗ウイルス薬は基質類似構造に代謝を受けて阻害作用を示すものが多い（問題 3.8 の解説参照）．

5（誤） 酵素阻害薬は酵素の基質結合部位で，多くの場合，タンパク質である酵素と医薬品が水素結合，疎水性相互作用，ファ

3.2 標的生体分子との相互作用　137

ンデルワールス相互作用などの弱い結合で結びつき，酵素の働きを阻害している．したがって，多くの医薬品は可逆的阻害薬であり，薬物濃度に依存して結合部位との間で結合と解離の平衡にある．一方，それほど多くはないが非可逆的阻害作用を示すものもある．オメプラゾール（消化性潰瘍治療薬）はH$^+$, K$^+$-ATPアーゼ（プロトンポンプ）を阻害して胃酸の分泌を抑制する．分子作用機序は，図示したように医薬品が酵素と共有結合を形成することによる不可逆的阻害である（詳細な作用機序図はp.74参照）．

正解　4

問題3.8 酵素阻害によって作用を発現する医薬品とその酵素の基質との組合せを示した．組合せのうち，それらの化学構造が最も類似しているものはどれか．

	医薬品	酵素の基質
1	アロプリノール	ヒポキサンチン
2	ドネペジル	アセチルコリン
3	プラバスタチン	3-methyl-3-hydroxyglutaryl-coenzyme A (HMG-CoA)
4	ジドブジン	デオキシチミジン一リン酸（d-TMP）
5	アスピリン	アラキドン酸

解説 以下に，1～5の医薬品が阻害する酵素反応と医薬品の化学構造を示した．一見してわかるように，アロプリノールが阻害するキサンチンオキシダーゼの基質（ヒポキサンチン）と構造が最も類似している．

1　アロプリノール ［ヒポキサンチン →（キサンチオキシダーゼ）→ キサンチン］

2

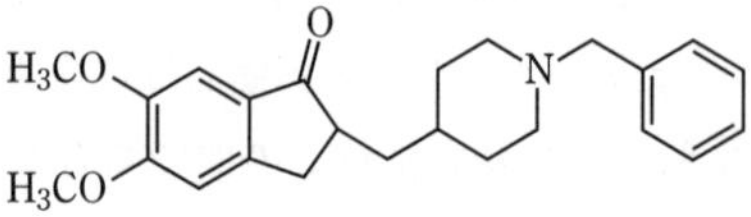

ドネペジル

$$\left[CH_3COOCH_2CH_2-\overset{+}{\underset{CH_3}{\underset{|}{N}}}\hspace{-2pt}\begin{array}{c}CH_3\\ \\CH_3\end{array} \xrightarrow[H_2O]{コリンエステラーゼ} HOCH_2CH-\overset{+}{\underset{CH_3}{\underset{|}{N}}}\hspace{-2pt}\begin{array}{c}CH_3\\ \\CH_3\end{array} + CH_3COOH \right]$$

アセチルコリン   コリン

3

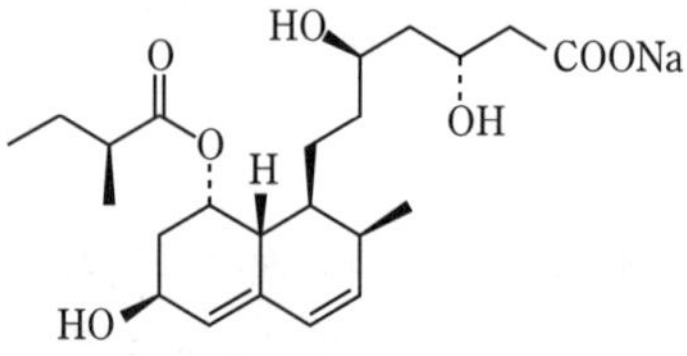

プラバスタチン Na

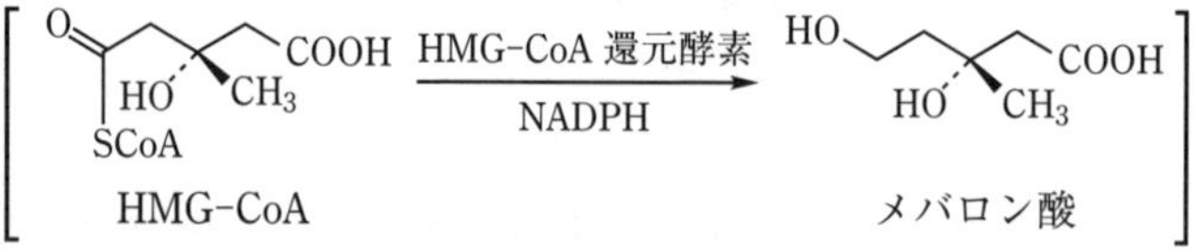

$$\left[\text{HMG-CoA} \xrightarrow[NADPH]{HMG\text{-}CoA\ 還元酵素} \text{メバロン酸} \right]$$

4

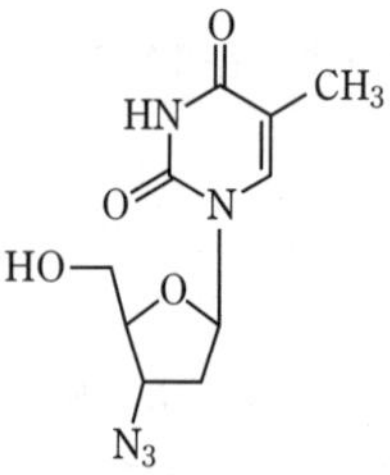

ジドブジン   d-TTP

$$\left[\quad\quad\quad \xrightarrow{逆転写酵素} DNA \right]$$

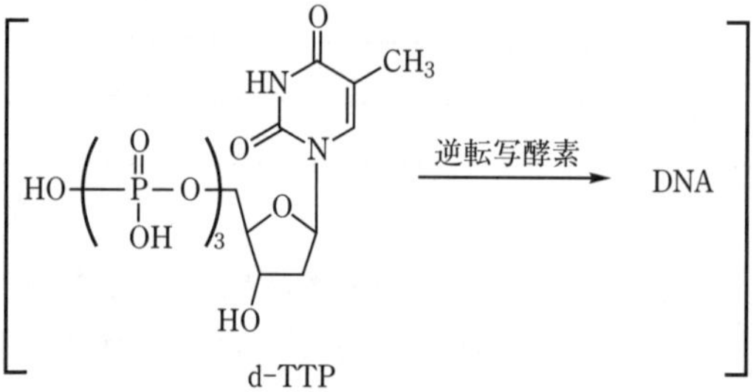

5

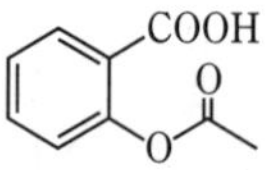

アスピリン

アラキドン酸 —シクロオキシゲナーゼ→ [生成物]

正解 1

表 3.1 酵素阻害を作用機序とする医薬品

医薬品	酵素	薬効
自律神経系		
ピリドスチグミン臭化物	アセチルコリンエステラーゼ	重症筋無力症
ドネペジル	アセチルコリンエステラーゼ	アルツハイマー型認知症
中枢神経系		
カルビドパ	ドパ脱炭酸酵素	パーキンソン病治療の補助
オータコイド関連薬		
アスピリン	シクロオキシゲナーゼ	鎮痛・抗炎症
酸性抗炎症薬		
アロプリノール	キサンチンオキシダーゼ	痛風治療
オザグレル	トロンボキサン A_2 合成酵素	血小板凝集抑制
シロスタゾール	cAMP ホスホジエステラーゼ Ⅲ	血小板凝集抑制
消化器系		
オメプラゾール	H^+, K^+-ATPアーゼ	抗消化性潰瘍
テオフィリン	cAMP ホスホジエステラーゼ	気管支拡張
循環器系		
カプトプリル	アンギオテンシン変換酵素	抗高血圧
ジギトキシン	Na^+, K^+-ATPアーゼ	強心
ミルリノン	cAMP ホスホジエステラーゼ Ⅲ	強心
プラバスタチン	HMG-CoA 還元酵素	抗高脂血症
代謝系関連薬		
ボグリボース	α-グルコシダーゼ	抗糖尿病(食後過血糖改善)
エパルレスタット	アルドース還元酵素	糖尿病性神経障害の治療
シルデナフィル	cAMP ホスホジエステラーゼ V	勃起不全
感染症治療薬		
サルファ剤	葉酸合成酵素	抗菌
β-ラクタム系抗生物質	トランスペプチダーゼ	抗菌
キノロン系抗菌薬	DNA ジャイレース	抗菌
アゾール系抗真菌薬	オキシダーゼ (シトクロム P450)	抗真菌
アシクロビル	DNA ポリメラーゼ	抗ウイルス
ジドブジン	逆転写酵素	エイズ治療

抗悪性腫瘍薬		
メトトレキサート	ジヒドロ葉酸還元酵素	抗悪性腫瘍
フルオロウラシル系	チミジル酸合成酵素	抗悪性腫瘍
シタラビン	DNAポリメラーゼ	抗悪性腫瘍
ファドロゾール	アロマターゼ	乳がん治療

問題3.9 次の構造式で示した生体内リガンドと受容体で拮抗する医薬品はどれか.

$$HO-C_6H_3(OH)-CH(OH)-CH_2NH_2$$

1　フェニレフリン
2　サルブタモール
3　クロニジン
4　ハロペリドール
5　プロプラノロール

解説　構造式は交換神経化学伝達物質のノルアドレナリンである. これと拮抗する医薬品は, アドレナリン受容体の α- および β-遮断薬である.

1（誤）　フェニレフリンは α_1 受容体作動薬である.
2（誤）　サルブタモールは β_2 受容体作動薬である.
3（誤）　クロニジンは α_2 受容体作動薬である.
4（誤）　ハロペリドールは, ドパミンと拮抗して D_2 受容体を遮断する.
5（正）　プロプラノロールは, ノルアドレナリンと拮抗して β 受容体を遮断する.

正解　5

3.2 標的生体分子との相互作用 141

問題 3.10 医薬品と医薬品が関与する受容体の生体内リガンドとの対応のうち，正しいものはどれか．

	医薬品	生体内リガンド
1	バクロフェン	アンギオテンシンⅡ
2	カンデサルタンシレキセチル	ドパミン
3	タモキシフェン	エストラジオール
4	クロルプロマジン	エンケファリン
5	モルヒネ	γ-アミノ酪酸

解説 1（誤） バクロフェンはγ-アミノ酪酸誘導体であり，GABA受容体［リガンド：γ-アミノ酪酸（GABA）］の作動薬で，抗けいれん作用を示す．

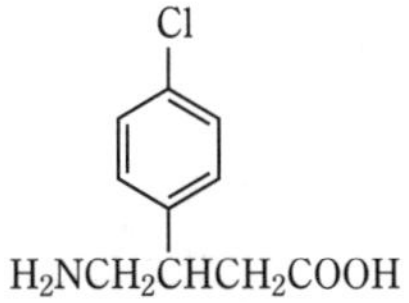

バクロフェン

GABA

2（誤） カンデサルタンシレキセチルは，アンギオテンシンⅡ受容体（リガンド：アンギオテンシンⅡ）に拮抗して抗高血圧作用を示す．

3（正） タモキシフェンは，エストロゲン受容体（リガンド：エストラジオールなど）の拮抗薬で，乳がんの治療薬として使用される．

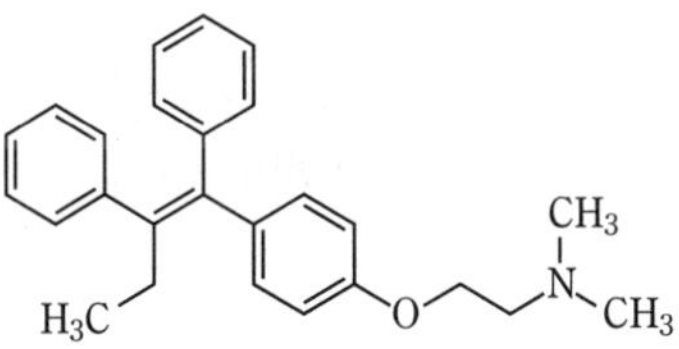

タモキシフェン

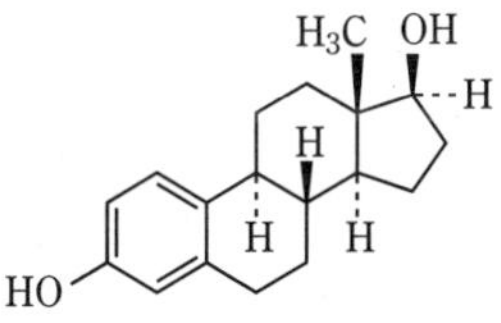

エストラジオール

4（誤） クロルプロマジンは，ドパミンと拮抗してドパミン D_2 受容体を遮断する．

5（誤） モルヒネは，オピオイド受容体 μ（リガンド：エンケファリン）の作動薬である．

正解　3

表3.2 受容体との相互作用を作用機序とする医薬品

生体内物質（リガンド）	受容体サブタイプ	アゴニスト（薬効）	アンタゴニスト（薬効）
ノルアドレナリン アドレナリン	α_1 α_2 β_1 β_2	フェニレフリン（散瞳） クロニジン（抗高血圧） ドブタミン（強心） サルブタモール（気管支喘息）	プラゾシン（抗高血圧） アテノロール（抗高血圧）
アセチルコリン	ニコチン性 ムスカリン性（M_1, M_2, M_3） ムスカリン性（M_1）	ニコチン ピロカルピン（抗緑内障）	ツボクラリン アトロピン（平滑筋弛緩） ピレンゼピン（抗潰瘍）
ドパミン	D_1 D_2	ブロモクリプチン（抗パーキンソン病）	ハロペリドール（統合失調症治療）
セロトニン	5-HT_1 5-HT_2 5-HT_3		サルポグレラート（末梢循環改善） グラニセトロン（制吐）
γ-アミノ酪酸	$GABA_A$ $GABA_B$ ベンゾジアゼピン（$GABA_A$のαユニット）	バクロフェン（脳血管障害） ベンゾジアゼピン系（催眠・鎮静・抗不安）	
ヒスタミン	H_1 H_2		ジフェンヒドラミン（抗アレルギー） シメチジン（抗潰瘍）

3.2 標的生体分子との相互作用　143

エンケファリン	オピオイド μ	モルヒネ（鎮痛）	ナロキソン
	オピオイド μ, κ	ペンタゾシン（鎮痛）	（麻薬中毒治療薬）
アンギオテンシンⅡ	AT₁		カンデサルタンシレキセチル（抗高血圧）
	AT₂		
エストラジオール	エストロゲン		タモキシフェン（乳がん治療） ラロキシフェン（骨粗しょう症治療）

（日比野，夏苅，廣田編（2008）NEW 医薬品化学, p.14, 廣川書店　一部改変）

問題3.11 次のイオンチャネルあるいはトランスポーターに関する記述のうち，正しいものはどれか．
1　イオンチャネルは脂質であり，細胞膜に存在する．
2　局所麻酔薬にはカリウムイオン（K^+）チャネルを抑制するものがある．
3　クロルイオン（Cl^-）チャネルは γ-アミノ酪酸受容体A（$GABA_A$）と共役している．
4　トランスポーターは，細胞内に存在するタンパク質である．
5　抗うつ薬フルボキサミンは，ドパミントランスポーターを阻害する．

解説　1（誤）　イオンチャネルは脂質ではなくタンパク質であり，細胞膜に存在する．

2（誤）　K^+チャネルではなく，Na^+チャネルを抑制する局所麻酔薬が多く知られている．イオンチャネルに結合し，神経細胞へのNa^+の流入を阻害，その結果，脱分極の発生とその伝導を阻止する．

3（正）　GABA が $GABA_A$ 受容体にアゴニストとして結合すると，この受容体に共役している Cl^- チャネルが開口し，Cl^- の透過性が増大する．その結果，中枢神経系に抑制的に働く．

4（誤）　トランスポーターは細胞膜に存在するタンパク質である.

5（誤）　フルボキサミンは，ドパミントランスポーターに作用するのではなく，セロトニントランスポーターに作用し，セロトニンの再取込みを阻害して抗うつ作用を示す．この種の医薬品はセロトニン再取込み阻害薬（SSRI）と呼ばれ，パロキセチンやセルトラリンなどもある．

正解　3

表 3.3　イオンチャネル拮抗作用を示す医薬品

イオンチャネル	医薬品	薬効
カルシウム（Ca^{2+}）	ジルチアゼム ジヒドロピリジン系 （ニフェジピンなど） ベラパミル	抗高血圧，抗狭心症，抗不整脈 抗高血圧，抗狭心症 抗狭心症，抗不整脈
カリウム（K^+）	アミオダロン	抗不整脈
ナトリウム（Na^+）	キニジン，リドカイン コカイン，プロカイン トリアムテレン	抗不整脈 局所麻酔 利尿

（日比野，夏苅，廣田編（2008）NEW医薬品化学，p.15，廣川書店）

3.2.3　アゴニストとアンタゴニスト

到達目標　医薬品の構造とアゴニスト活性，アンタゴニスト活性との関係について具体例を挙げて説明できる．

問題 3.12　アゴニストおよびアンタゴニストに関する記述のうち，正しいものはどれか．
1　アンタゴニストは，受容体と共有結合することにより作用を発現する．
2　部分アゴニストは，完全アゴニストと共存すると完全アゴニストの作用を増強する．
3　医薬品には，アンタゴニストとしてリガンドと競合する競合アンタゴニストはあるが，競合しない非競合アンタゴニスト

3.2 標的生体分子との相互作用　*145*

　　　　　はない.
　　　4　部分アゴニストとは，部分的にしか受容体を活性化できず，完全アゴニストより活性が低い.
　　　5　アトロピンは，ムスカリン受容体と可逆的に結合し，リガンドであるアセチルコリンと同等のアゴニスト活性を示す.

解説　1（誤）　アンタゴニストは，受容体と共有結合を形成することのほうが少ない.
　　　2（誤）　部分アゴニストは，逆に完全アゴニストの働きを抑制する.
　　　3（誤）　非競合アンタゴニストもある.
　　　4（正）
　　　5（誤）　アトロピンはアンタゴニストである.
　　　上記1～4の詳細は下記の重要事項を参照.

　　　　　　　　　　　　　　　　　　　正解　4

重要事項　1) アゴニスト（agonist：作動薬または作用薬）と呼ばれるものは，受容体に作用して生体内の生理活性物質（リガンド）と同様の作用を発現する薬物をいう.逆に，受容体に結合して生体内リガンドの受容体への結合を妨げて，作用を発現させなくする薬物がアンタゴニスト（antagonist：拮抗薬）あるいはブロッカー（blocker：遮断薬）と呼ばれる.

　　　2) アンタゴニストには，競合的アンタゴニストと非競合的アンタゴニストがある.競合的アンタゴニストは，生体内生理活性物質（リガンド）の結合部位と同じ部位で可逆的に結合して拮抗作用を示す.この場合，アンタゴニスト存在下でも，リガンドの濃度を上げるとリガンド単独による最大反応は100 %回復する.一方，非競合的アンタゴニストでは，リガンド結合部位と不可逆的な結合を形成するか，あるいはリガンドの結合部位ではなく，異なる部位（アロステリック部位）で結合して受容体の構造変化を引き起こし，活性を低下させる.前者を非可逆的拮抗薬，後者をアロステリック拮抗薬（allosteric antagonist）と

呼ぶ．この場合は，リガンドの濃度を上げてもリガンド単独による活性に復元しない．

3) アゴニストの中で生体内リガンドと同様に，完全な活性を発揮するものを完全アゴニスト（full agonist），部分的な活性しか示さないものを部分アゴニスト（partial agonist）と呼ぶ．部分アゴニストは，結合の形成によっても受容体を十分に活性化するには至らないか，あるいはアゴニスト活性とアンタゴニスト活性を示すような結合を，異なる官能基で起こしていると考えられている．完全アゴニストに部分アゴニストが共存すると，部分アゴニストは部分アンタゴニストとして作用し，完全アゴニストの活性を低下させる．

問題 3.13 次の受容体に対応するアゴニストとアンタゴニストの組合せのうち，正しいものはどれか．

	受容体	アゴニスト	アンタゴニスト
1	ヒスタミン H_2	ジフェンヒドラミン	ファモチジン
2	アドレナリン α_1	フェニレフリン	プロプラノロール
3	ムスカリン性アセチルコリン	ツボクラリン	アトロピン
4	オピオイド	モルヒネ	ナロキソン
5	セロトニン	サルポグレラート	グラニセトロン

解説 1（誤） ヒスタミン H_2 受容体のアゴニストとして開発された医薬品はない．ファモチジンは H_2 受容体のアンタゴニストとして正しいが，ジフェンヒドラミンはヒスタミン H_1 受容体のアンタゴニストである．

2（誤） フェニレフリンは α_1 受容体のアゴニストとして正しいが，プロプラノロールは β 受容体のアンタゴニストである．

3（誤） アトロピンはムスカリン受容体のアンタゴニストとして正

しいが，ツボクラリンはニコチン受容体のアンタゴニストである．
4（正）
5（誤）　グラニセトロンはセロトニン（5-HT$_3$）受容体のアンタゴニストとして正しいが，サルポグレラートはセロトニン（5-HT$_2$）受容体のアンタゴニストである．

[正解]　4

3.2.4　立体異性体と生物活性

到達目標　立体異性体と生物活性の関係について具体例を挙げて説明できる．

問題3.14　立体異性体と生物活性に関する記述のうち，正しいものはどれか．
1　立体異性体間では薬理作用は異なるが，吸収速度は変わらない．
2　エナンチオマー間で受容体や酵素に対する親和性が異なることが多い．
3　一般に，エナンチオマーのうち（S）体のほうが強い活性を示す．
4　エナンチオマー間において，副作用の強さは同程度である．
5　エナンチオマー間において，薬理活性の強いほうが副作用も強い．

解説　1（誤）　薬理作用だけではなく，薬物の吸収・分布・代謝・排泄（ADME）や毒性なども立体構造の違いによって相違する．
2（正）
3（誤）　活性の強さは，エナンチオマーの（R）体や（S）体に関係なく，標的生体分子の結合部位で立体的にどちらがより相補的であるかによる．
4（誤）　副作用も薬理作用と同様に立体構造により異なる．
5（誤）　薬理作用の強さと副作用の強さはそれぞれ独立したもので相関性はない．

[正解]　2

148　3. 医薬品の創製

重要事項

1　医薬品の薬理作用の発現には，医薬品の構造を標的生体分子（タンパク質で多数のキラル中心をもつ）が認識して，生体標的分子－医薬品複合体が形成されることが必要である．このためには，医薬品は特定の分子の形（官能基，疎水性・親水性基，その空間的配置など）をもっていなければならない．化合物の立体化学が異なるとき，生体はそれらを別のものとして認識し，一般的には異なる生理作用（作用の強弱，薬物の吸収・分布・代謝・排泄（ADME），毒性などを含めて）が発現される．例えば，アドレナリン β-受容体拮抗薬であるプロプラノロールは 1 つの不斉中心をもち，(S) 体と (R) 体が存在する．(S) 体は (R) 体の約 130 倍強い活性をもつが，製造コストなど経済的な理由からラセミ体で開発されている．

2　近年，医薬品は不斉中心をもつ化合物が多くなってきている．不斉中心をもつ薬物の開発においては，各々の鏡像異性体について活性や ADME や毒性についても調べるようにという開発指針が出され，どちらか一方の鏡像異性体を開発するケースが多くなっている．

問題 3.15　次の医薬品の組合せのうち，キラルスイッチ薬品はどれか．
1　レボドパ ――――――― ドロキシドパ
2　パクリタキセル ―――― タキソール
3　アルプレノロール ――― オクスプレノロール
4　グラニセトロン ―――― トロピセトロン
5　オフロキサシン ―――― レボフロキサシン

解説

1（誤）　いずれもパーキンソン病の治療薬であるが，レボドパはパーキンソン病患者の脳内で減少しているドパミンの前駆物質であり，ドロキシドパはノルアドレナリンの前駆物質で，すくみ足の症状を改善する．

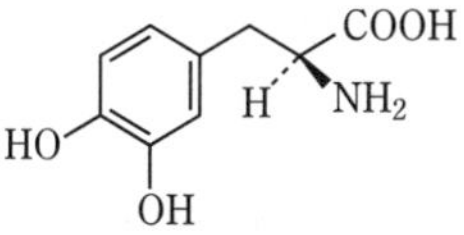

3.2 標的生体分子との相互作用

レボドパ 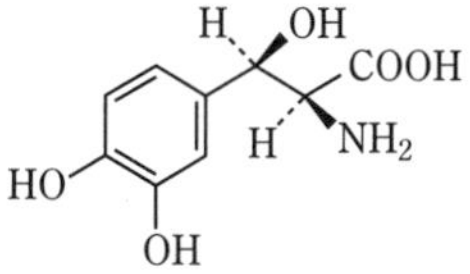　　　　　ドロキシドパ

2（誤）パクリタキセルは一般名，タキソールは商品名で，同一医薬品である．

3（誤）いずれもβ遮断薬で構造類似薬である．

4（誤）いずれも5-HT$_3$受容体拮抗薬で，嘔吐抑制薬として用いられる構造類似薬である．

5（正）キラルスイッチ（あるいはラセミックスイッチ）薬品とは，従来ラセミ体で販売されていた医薬品について，一方の鏡像異性体が活性および副作用などの点で優れている場合，元の医薬品からスイッチ（変換）して開発された医薬品をいう．キノロン系抗菌薬のオフロキサシン（1個の不斉中心をもつラセミ体）からレボフロキサシン（S-異性体）への変換はその代表例である．レボフロキサシンの抗菌活性はラセミ体であるオフロキサシンと比べて約2倍強く，またその鏡像異性体（R-異性体）と比べて10倍以上強い．また，レボフロキサシンはオフロキサシンよりも約10倍高い水溶性をもち，不眠などの副作用の発現も減少している．

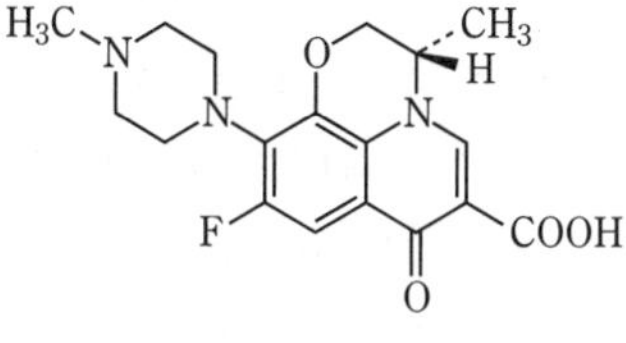

オフロキサシン（ラセミ体）
レボフロキサシン（S体）

正解　5

3.3 ◆ スクリーニング

3.3.1 探索方法としてのスクリーニングの分類

到達目標 代表的なスクリーニング法を列挙し，概説できる．

問題 3.16 ランダムスクリーニングの特徴はどれか．
1. 生物活性物質が見つかる確立が高い．
2. 既知の化合物から新しいリード化合物を創製する探索方法である．
3. ある特定の被験物質を特定のアッセイ系に付し，徹底的に評価する方法である．
4. オリジナリティのある医薬品創製につながる可能性は低い．
5. 多数の化合物を多種類のアッセイ系で評価する方法である．

解説
1（誤）特定のアッセイ系に対して期待する作用を示す化合物を無作為に探索する方法であるため，生物活性物質が見つかる確率は 0.1 % 以下と低い．
2（誤）SOSA（selective opitimization of side activities）と呼ばれ，天然物，民間薬，生薬などの既知の生理活性物質の情報を基に，新たにリード化合物を設計・合成する探索方法である．
3（誤）ある特定の被験物質をさまざまなアッセイ系に付し，徹底的に評価する方法である．
4（誤）入手できるすべての化合物や物質を，その構造に関係なく試験される．そのため，新規な構造の化合物が選択されれば，オリジナリティのある医薬品創製につながる可能性がある．
5（正）

正解 5

問題 3.17 *in vivo* スクリーニングに用いられるアッセイ法はどれか．
1　酵素法
2　細胞を用いる方法
3　結合試験法
4　動物個体を用いる方法
5　摘出標本を用いる方法

解説

1（誤）　酵素法は，酵素の活性を指標にしたアッセイ法である単離酵素，単離細胞あるいは酵素を安定発現させた細胞などを用いて，化合物の阻害作用あるいは活性化作用を評価する．

2（誤）　細胞を用いる方法は，単離細胞，あるいは受容体や酵素などを安定発現させた細胞などを用いて細胞そのものにおける阻害作用あるいは促進作用などの機能が評価される．

3（誤）　結合試験法は，受容体，イオンチャネル，トランスポーターなど生体内ターゲット分子とリガンドとの結合を指標にしたアッセイ法である．この結合試験では，作動薬として機能するものと拮抗薬として機能するものの判別はできない．

4（正）　*in vivo* スクリーニングとは *in vitro* スクリーニングで選別された化合物について，動物個体（病態動物モデル）を用いて薬理活性を評価する方法である．マウス，ラット，モルモット，ウサギ，イヌ，ネコ，サルなど種々の動物，および遺伝子工学的に改変した動物が用いられる．

5（誤）　摘出標本を用いる方法は，動物の血管，心房，回腸などの摘出標本を用いて *in vitro* 系で生理活性を評価する方法である．

正解　4

3.3.2 スクリーニング化合物の起源

到達目標 スクリーニングの対象となる化合物の起源について説明できる．

> **問題 3.18** 多様性に富む化合物ライブラリーの構築に適する起源はどれか．
> 1 植物
> 2 微生物
> 3 動物
> 4 海洋生物
> 5 コンビナトリアル合成化合物

解説 従来は天然資源が薬の起源であり，現在の医薬品の素材の30％を占める．しかし，植物，微生物，動物，海洋生物の個々に含まれる化合物起源だけでは，多様性に富むライブラリーの構築には不向きである．一方，コンビナトリアルケミストリーは，多くの化合物を一度に，かつ迅速に合成できることから，多様性に富むライブラリーの構築に適した起源となる．

5（正）

正解 5

◆ 確認問題 ◆

次の文の正誤を判別し，○×で答えよ．
□□□ 1 生物活性の基本となる化学構造をもつ化合物をリード化合物と呼ぶ．
□□□ 2 アッセイに供するための化合物群をビルディングブロックと称する．
□□□ 3 パラレル合成とは，1つの反応容器を用いて同時に複数の化合物を合成する方法である．
□□□ 4 *in silico* スクリーニングとは，化合物と標的タンパク質との結合をコンピュータ上で評価する方法である．
□□□ 5 ハイスループットスクリーニング（HTS）は，手動高速大量処理スクリ

ーニングシステムである．

□□□ 6 動物，植物，微生物などあらゆる生物素材がスクリーニングの対象となる．

□□□ 7 薬物の体内動態（ADME），安全性は評価スクリーニングには用いられない．

□□□ 8 天然物資源は，医薬品の素材としての50％以上を占める．

正 解

1 ○　2 ×　3 ×　4 ○　5 ×　6 ○　7 ×　8 ×

3.4 ◆ バイオ医薬品とゲノム情報

3.4.1 組換え体医薬品

到達目標
組換え体医薬品の特色と有用性を説明できる.
代表的な組換え体医薬品を列挙できる.
組換え体医薬品の安全性について概説できる.

問題 3.19 組換え体医薬品の構成物質として正しいものはどれか.
1 無機化合物
2 低分子化合物
3 金属錯体
4 ペプチド
5 オリゴヌクレオチド

解説
1（誤） 無機化合物は, 組換え体医薬品ではない.
2（誤） 低分子化合物は, 組換え体医薬品ではない.
3（誤） シスプラチンなどに代表される金属錯体は, 組換え体医薬品ではない.
4（正） 組換え体医薬品とは, ペプチド性医薬品の総称である.
5（誤） オリゴヌクレオチドは, 遺伝子治療に用いられる.

正解 4

問題 3.20 組換え体医薬品の特徴として正しいものはどれか.
1 20アミノ酸以上の長鎖のタンパク質を合成できる.
2 高純度の組換え体医薬品を容易に合成できる.
3 糖タンパク質を合成できない.
4 大量合成には適さない.

3.4 バイオ医薬品とゲノム情報　155

5　含セリンタンパク質を合成できない．

解説　1（正）　高次構造を有する長鎖タンパク質の化学合成は困難である．
2（誤）　発現細胞株由来の不純物の除去を行わなければならない．
3（誤）　動物細胞を用いることで，糖タンパク質を合成できる．
4（誤）　化学合成法に比べ，組換え体医薬品の大量合成が可能である．
5（誤）　含セリンタンパク質は，セリンの水酸基の保護が必要なため化学合成は困難であるが，組換え体医薬品では合成できる．

正解　1

問題 3.21　組換え体医薬品の合成において必要でないものはどれか．
1　ジムロート冷却管
2　DNA
3　細胞
4　培地
5　クロマトグラフィー

解説　1（誤）　ジムロート冷却管は化学合成の際に用いる．
2（正）　作成したい組換え体医薬品の cDNA が必要である．
3（正）　タンパク質を発現するための細胞として必要である．
4（正）　細胞を培養するために必要である．
5（正）　合成された組換え体医薬品の精製に用いる．

正解　1

重要事項　遺伝子工学が発展したことにより，ある特定のタンパク質を他の生物の細胞中で産生させる技術が確立された．目的とするタンパク質の発現ベクターを構築し，タンパク質発現細胞株の樹立とタンパク質の発現を行った後，得られたタンパク質を精製することで組換え体医薬

品を合成することができる.

> 問題 3.22 生体成分由来の組換え体医薬品はどれか.
>   1 ホルモン
>   2 オータコイド
>   3 ワクチン
>   4 モノクローナル抗体
>   5 抗生物質

解説 組換え体医薬品は,天然(生体内)に存在するタンパク質(ホルモン,サイトカイン,血液凝固因子,酵素)と,生体反応を制御するタンパク質(ワクチン,抗体)とに分類される.ペニシリンなどのカビなどに由来する抗生物質は,組換え体医薬品ではない.

正解　1

> 問題 3.23 組換え体医薬品でないものはどれか.
>   1 インスリン
>   2 bFGF
>   3 グルカゴン
>   4 ペニシリン
>   5 抗 TNFα 抗体

解説
1（正）ホルモン由来の糖尿病治療薬である.
2（正）サイトカイン由来の褥瘡・皮膚潰瘍治療薬である.
3（正）ホルモン由来の糖新生促進薬である.
4（誤）抗菌作用を有する抗生物質である.
5（正）モノクローナル抗体であり,関節リウマチ治療薬である.

正解　4

問題 3.24 遺伝子組換え技術で，サイトカインを製造する際にのみ混入するおそれがある異物はどれか．
1 硫酸マグネシウム
2 トリフルオロ酢酸
3 核酸
4 アミノ酸
5 シリカゲル

解説 遺伝子組換え技術では，目的とするタンパク質を発現する際に細胞を用いるため，細胞由来の核酸や脂質などが異物として混入するおそれがある．

正解 3

重要事項 組換え体医薬品の不純物として製造段階で用いた細胞などに由来する物質の他に，凝集した目的タンパク質や製造過程で混入した感染性の汚染物質などがある．

3.4.2 遺伝子治療と再生医療

到達目標
遺伝子治療の原理，方法と手順，現状，および倫理的問題点を概説できる．
再生医療の原理，方法と手順，現状，および倫理的問題点を概説できる．

問題 3.25 遺伝子治療に用いるベクターとして誤っているものはどれか．
1 レトロウイルスベクター
2 アデノウイルスベクター
3 アデノ随伴ベクター
4 クローニングベクター
5 DNA リポソーム複合体ベクター

解説 遺伝子治療に用いるベクターには，ウイルスベクターと非ウイルスベクターとがある．ウイルスベクターとしては，レトロウイルスベクター，アデノウイルスベクターとアデノ随伴ウイルスベクターとがある．非ウイルスベクターとしては，DNA リポソーム複合体ベクターがある．

正解 4

問題 3.26 再生医療の研究・治療で用いる細胞について，誤っているものはどれか．

1　iPS 細胞
2　ES 細胞
3　造血幹細胞
4　赤血球
5　間葉系幹細胞

解説 再生医療とは，幹細胞を分化させ，脱落した組織を再生する治療法である．幹細胞としては，胚性幹細胞（ES 細胞）と体性幹細胞とがある．体性幹細胞としては，造血幹細胞や間葉系幹細胞がある．また，人工的に分化能を獲得した iPS 細胞が樹立された．赤血球は無核のため，分化もしくは脱分化することができない．

正解 4

4 医薬品開発と生産

4.1 ◆ 医薬品開発のコンセプト

4.1.1 医薬品開発計画時の考慮すべき因子

到達目標 医薬品開発を計画する際に考慮すべき因子を列挙できる．

問題 4.1 医薬品開発において考慮される要因のなかで，近年最も重要視される因子はどれか．
1 物質性
2 経済性
3 生理性
4 安全性
5 特許性

解説
1（誤）物質性：物理的・化学的に規定すること．
2（誤）経済性：採算性（利益獲得の可能性）があること．
3（誤）生理性：生体に対して有効な生物活性である．
4（正）安全性：生命に関わる毒性・副作用などの少ないことが最も重要視される．
5（誤）特許性：人類の知的活動によって生まれた，無形のものに関して権益を保証するために与えられる財産権のことである．

正解 4

問題 4.2 医薬品開発における開発段階で考慮すべき因子はどれか.
1　成功確率
2　薬物動態
3　医療ニーズ
4　科学技術の水準
5　市場規模

解説　2（正）　薬物動態は開発段階で考慮すべき因子である.一方,成功確率,医療ニーズ,科学技術の水準,市場規模などは,企画・探索段階で考慮すべき因子である.

正解　2

4.1.2　日本の疾病の特徴（動向・売上高）

到達目標　疾病統計により示される日本の疾病の特徴について説明できる.医療用医薬品で日本市場および世界市場での売上高上位の医薬品を列挙できる.

問題 4.3　現在の日本において,最も疾患別死亡率が高い疾病はどれか.
1　脳血管疾患
2　心疾患
3　悪性新生物
4　肺炎
5　高血圧性疾患

解説　3（正）　1980年ごろまでは,脳血管疾患が死因のトップであったが,現在は,悪性新生物による死亡率がトップとなっている

正解　3

4.1 医薬品開発のコンセプト 161

問題 4.4 日本における疾患別医療費のうち，最も高額を占める疾患はどれか.
1 尿路および性殖器系疾患
2 呼吸器系疾患
3 精神および行動障害疾患
4 循環器系疾患
5 悪性新生物

解説 1（誤）尿路および性殖器系疾患医療費：8.2 %
2（誤）呼吸器系疾患医療費：8.1 %
3（誤）精神および行動障害疾患医療費：8.0 %
4（正）循環器系疾患医療費：22.4 %
5（誤）悪性新生物医療費：11.4 %

正解 4

問題 4.5 世界市場での薬効別売上ランキング上位 43 品目中，どの領域の医薬品が近年最も多いか.
1 降圧薬（ARB：アンギオテンシンⅡ受容体拮抗薬）
2 糖尿病薬
3 高脂血症治療薬（スタチン系：HMG-CoA 還元酵素阻害薬）
4 抗がん薬
5 喘息薬

解説 1（誤）降圧薬　　　　　2 品目
2（誤）糖尿病薬　　　　4 品目
3（誤）高脂血症治療薬　3 品目
4（正）抗がん薬　　　　7 品目
5（誤）喘息薬　　　　　2 品目

正解 4

> **問題 4.6** 近年の日本発世界売上高上位の大型医薬品のなかで，最も売上高上位の医薬品はどれか（商品名）．
> 1　レボフロキサシン（クラビット）
> 2　塩酸ドネペジル（アリセプト）
> 3　タクロリムス水和物（プログラフ）
> 4　プラバスタチン（メバロチン）
> 5　ランソプラゾール（タケプロン）

解説
1（誤）　レボフロキサシン（クラビット）　　：2,405
2（誤）　ドネペジル塩酸塩（アリセプト）　　：2,125
3（誤）　タクロリムス水和物（プログラフ）　：1,474
4（誤）　プラバスタチン（メバロチン）　　　：1,973
5（正）　ランソプラゾール（タケプロン）　　：3,866

（売上高の単位：百万米ドル）

正解 5

4.1.3　非臨床試験（前臨床試験）の目的と概要

到達目標　非臨床試験の目的と実施概要を説明できる．

> **問題 4.7** 非臨床試験に先立って実施される試験はどれか．
> 1　一般薬理試験
> 2　薬効薬理試験
> 3　毒性試験
> 4　薬物動態試験
> 5　物理化学的性質などの試験

4.1 医薬品開発のコンセプト

解説
1 (誤) 非臨床試験において，薬物がもつ一般的な薬理作用を明らかにするために行われる試験である．
2 (誤) 非臨床試験において，実験動物を用いて，被験薬の目的とする効果や作用機序を調べる試験である．
3 (誤) 非臨床試験において，多種類の動物を用い，被験薬の安全性・毒性を確認するための試験である．
4 (誤) 非臨床試験において，吸収・分布・代謝・排泄（ADME）などの体内動態を調べる試験である．
5 (正) 非臨床試験の実施前に，非臨床試験，臨床試験に用いる薬物の品質（物理化学的性質），安定性を精査・確認する試験である．

正解 5

4.1.4 医薬品の製造と品質管理（環境保全を含む）

到達目標
医薬品の工業的規模での製造工程の特色を開発レベルのそれと対比させて概説できる．
医薬品の品質管理の意義と，薬剤師の役割について説明できる．
医薬品製造において環境保全に配慮すべき点を列挙し，その対処法を概説できる．

問題 4.8 医薬品の研究段階で求められる条件はどれか．
1 少ない合成行程数
2 製品の価格に見合ったコストでの製造
3 迅速な合成
4 合成品品質の均一性
5 環境保全に配慮した合成法

解説
1, 2, 4, 5 は医薬品製造におけるプロセス化学（工業的規模での製造工程）に必要な要件である．
3 (正) 研究段階では，デザインした目的化合物を実験室レベルで

行われる評価に提供する必要があることから，迅速に合成することが肝心である．

[正解] 3

問題 4.9 医薬品の品質管理における正しい記述はどれか．
1 流通段階では医薬品の供給と品質管理に関する実施規定（GSP）によって品質は確保される．
2 製造工程は文書に表した標準操作手順書（SOP）を作成する必要がある．
3 製造手順は科学的に検証（バリデーション）し，標準化を図ることである．
4 医薬品の品質管理は最終製品の品質確認だけでなく，原料の受け入れから最終製品の出荷に至るまでの全工程の製造管理を含む品質管理方法である．
5 医薬品は GMP に基づいて管理される必要はない．

解説
1（正）
2（誤） 製造手順を文書に表したものが標準操作手順書（SOP）である．
3（誤） 製造工程を科学的に検証することがバリデーションである．
4（誤） 医薬品の管理は最終製品の品質試験を行って品質確認する管理方法に重点がある．
5（誤） 薬品は GMP に基づいて管理されなければならない．

[正解] 1

問題 4.10 グリーンケミストリーに適合しない医薬品の製造法はどれか．
1 毒性の少ない溶媒を使用すること．
2 カラムクロマトグラフィーによる分離・精製を多用すること．
3 廃棄物を環境中に出さずに処理すること．

4 精製法として蒸留が望ましい．
5 化学量論量の反応基質を使い，高い反応収率であること．

解説 1, 3, 4, 5はグリーンケミストリーに適合する製造法である．
グリーンケミストリーとは，「環境にやさしい化学合成」といわれ，なるべく有害な化合物を使ったり，出さないように物質や反応を設計して，有用な化学製品をつくることである．
2（正） グリーンケミストリーの概念において，大量の有機溶媒を用いるカラムクロマトグラフィーは不適合な製造法である．

正解 2

4.1.5 薬価と特許

到達目標 新規医薬品の価格を決定する要因について概説できる．
医薬品の創製における知的財産権について概説できる．

問題 4.11 類似薬効比較方式における有用性加算の要件はどれか．
1 臨床上，類似薬と同様な作用機序を有すること．
2 類似薬と比べて，同等の有効性または安全性を有すること．
3 類似薬よりも短工程で原薬が製造されていること．
4 製剤における工夫により，類似薬に比して，高い医療上の有用性を有すること．
5 類似薬よりも優れた技術で原薬が製造されていること．

解説 1（誤） 臨床上，有用な新規の作用機序を有する必要がある．
2（誤） 類似薬と比べて，より高い有効性または安全性を有する必要がある．
3（誤） 製造工程の短縮は，有用性加算の対象にならない．
4（正）
5（誤） 製造技術の改善になるが，有用性加算の対象にならない．

正解 4

問題 4.12
類似薬効比較方式による薬価算定における類似薬の選択に適合しない項目はどれか.
1 化学構造
2 効能効果
3 製造方法
4 薬理作用
5 投与形態

解説 1, 2, 4, 5 は類似薬との比較の選択項目となる.
3（正） 薬物類似性に関係しないため，比較の選択項目とならない.

[正解] 3

問題 4.13
特許出願の条件となるものはどれか.
1 新規性があること.
2 予想される効果をもつこと.
3 特許出願前に公表すること.
4 先に特許出願されていてもかまわない.
5 産業上の利用価値は求められない.

解説 1（正） 出願時に知られていないことは出願条件となる.
2（誤） 出願時に知られていたものから予想できない効果をもつことは特許条件となる.
3（誤） 特許出願前に公表すると，新規性が喪失し，特許性は失われる.
4（誤） 先に特許出願されていてはならない.
5（誤） 産業上の利用価値があること.

[正解] 1

問題 4.14 特許の対象とならないものはどれか.
1 製造方法
2 公知の事実
3 医薬品としての用途
4 物質（成分）自体
5 製剤としての用途

解説 2（正） 特許出願前に知られたものは保護されない. 発明について特許出願前に論文を掲載したり, 学会やセミナーで発表した場合は, その発明は世の中にすでに知られた発明となる.
製造方法, 医薬品としての用途, 物質（成分）自体, 製剤としての用途などは特許対象となる.

（正解） 2

4.1.6 ジェネリック医薬品

到達目標 ジェネリック医薬品の役割について概説できる.

問題 4.15 ジェネリック医薬品に関する記述のうち, 正しいものはどれか.
1 医療用医薬品ではない.
2 承認審査は先発医薬品との生物学的同等性の確認だけでよい.
3 ジェネリック医薬品は先発医薬品の再審査期間あるいは特許期間の満了後に薬価収載される.
4 ジェネリック医薬品企業は市販後調査体制の確立を求める GPMSP の遵守は義務付けられていない.
5 ジェネリック医薬品の製造は GMP の遵守は求められない.

解説
1（誤）ジェネリック医薬品は医療用医薬品である．
2（誤）先発医薬品との生物学的同等性だけでなく，品質の確認が求められる．
3（正）
4（誤）GPMSPの遵守は義務付けられている．
5（誤）GMPの遵守は求められている．

正解 3

問題 4.16 ジェネリック医薬品の承認審査項目に<u>含まれない</u>ものはどれか．
1 規格および試験方法
2 安定性試験
3 臨床試験
4 生物学的同等性試験
5 GMP適合性

解説
1，2，4，5はジェネリック医薬品の承認申請の資料として提出しなければならない．
3（正）ジェネリック医薬品の承認申請に際し，臨床試験の資料の提出は求められない．

正解 3

4.1.7 オーファンドラッグ

到達目標 希少疾病に対する医薬品（オーファンドラッグ）開発の重要性について説明できる．

問題 4.17 オーファンドラッグに関する記述のうち，正しいものはどれか．
1 薬価収載されない大衆薬のことである．
2 オーファンドラッグの開発は優先審査，再審査期間の延長など，法的優遇処置がとられている．

3 患者数が1万人未満の希少疾病の治療薬がオーファンドラッグの対象となる．
4 医療上の必要性が高いため，採算性も高い．
5 治療法が確立された希少疾病に対する医薬品をオーファンドラッグと呼ぶ．

解説 1（誤） 患者数の少ない疾患（希少疾病）に対する医薬品のことである．
2（正）
3（誤） 患者数が5万人未満の希少疾病の治療薬がオーファンドラッグの対象となる．
4（誤） オーファンドラッグは研究開発投資が回収される見込みが小さいことから，採算性は乏しい．
5（誤） 原因不明，治療法未確立の難病の希少疾病の治療薬をオーファンドラッグと呼ぶ．

正解 2

◆ 確認問題 ◆

次の文の正誤を判別し，○×で答えよ．

□□□ 1 医薬品の研究開発はテーマ設定（企画）から始まる．
□□□ 2 開発段階は，探索研究と動物を用いた非臨床試験段階に分けられる．
□□□ 3 疾患別医療費は，1年間の総医療費と年齢別，保険制度別，診療種類別などの医療費を推計したものである．
□□□ 4 日本は，欧米諸国と比較すると循環器系の疾患による死亡率が高い．
□□□ 5 厚生労働大臣の指定する医薬品と保険から支払われる医薬品価格が薬価基準に収載される．
□□□ 6 新医薬品に類似品がない場合は原価計算方式で薬価が算定され，優れた点に応じてさらに補正加算がされる．
□□□ 7 ジェネリック医薬品は先発医薬品と同等の薬価が設定される．
□□□ 8 ジェネリック医薬品は，先発医薬品と厳密に同成分，同剤形，同含量に

170　4. 医薬品開発と生産

限定されている．

□□□ 9　日本におけるジェネリック医薬品の市場シェアは，欧米に比べ低い．
□□□ 10　知的財産権は物品に対し個別に認められる所有権（財産権）のことである．
□□□ 11　日本や欧州は先願主義であるが，米国は先発明主義である．
□□□ 12　特許出願は，出願から1年半後に初めて公開される．
□□□ 13　特許権の存続期間は出願日から10年である．
□□□ 14　医薬品の製造業者は，製造所ごとに薬剤師を置く必要はない．
□□□ 15　医療機関から患者へ医薬品が供給されるまでの期間の品質管理は薬剤師の役割である．
□□□ 16　医薬品は患者に渡った後は，処方期間内の医薬品の品質確保については，薬剤師の役割とならない．
□□□ 17　オーファンドラッグの開発は，すべて国自らが行っている．
□□□ 18　非臨床試験段階では，動物倫理の観点から，試験管レベルの試験のみが実施される．
□□□ 19　非臨床試験は，有効性と安全性を評価・証明するための科学的データを提供する．
□□□ 20　非臨床試験における薬物動態試験は，動物に投与された被験薬の吸収，分布，代謝，排泄を調べるものである．
□□□ 21　非臨床試験における毒性試験は，臨床試験における副作用を予測できる．

正　解

1　○
2　×　開発段階は，動物を用いた非臨床試験段階とヒトでの臨床試験段階に分けられる．
3　○
4　×　日本は，欧米諸国と比較すると悪性新生物による死亡率が高い．
5　○
6　×　新医薬品に類似品がない場合は原価計算方式で薬価が算定され，補正加算はされない．
7　×　ジェネリック医薬品は先発医薬品よりも低い薬価が設定される．
8　×　ジェネリック医薬品は，先発医薬品と厳密に同成分，同剤形，同含量に限定されず，剤形の違いまで含んでさすことが多い．

4.1 医薬品開発のコンセプト

9 ◯
10 × 知的財産権は人間の知的活動によって生まれた無形のものに関して権益を保証するために与えられた財産権のことである．
11 ◯
12 ◯
13 × 特許権の存続期間は出願日から20年である．
14 × 薬事法にて医薬品の製造業者は，製造所ごとに薬剤師を置かなければならない．
15 ◯
16 × 薬剤師は医薬品が患者に渡ってから処方期間内の医薬品の品質を確保することもその役割となる．
17 × 国は医薬品開発のノウハウをもっていないことから，オーファンドラッグの開発には，各国が開発支援制度を設けている．
18 × 非臨床試験段階では，動物を用いて，薬効，安全性，薬物動態，一般薬理のデータが集められる．
19 ◯
20 ◯
21 × 非臨床試験における毒性試験により，安全性を考慮したときの臨床試験における用法・用量を明らかにできる．

4.2 ◆ 薬害と規範

4.2.1 薬害の概要

到達目標 代表的な薬害の例（サリドマイド，スモン，非加熱血液製剤，ソリブジンなど）について，その原因と社会的背景を説明し，これらを回避する手段を討議する．

問題 4.18 スモンの原因となった薬物は何か．
1 キノホルム
2 ソリブジン
3 クロロキン
4 キニーネ
5 モルヒネ

解説 1（正） 亜急性脊髄視神経末梢神経症 subacute myelo-optico-neuropathy（SMON）の発症に，整腸剤キノホルムが原因と特定された．
2（誤） 5-フルオロウラシルとの併用による薬害．
3（誤） 視野狭窄症を引き起こす．
4（誤） 薬害事件とは無関係．
5（誤） 薬害事件とは無関係．

正解 1

問題 4.19 クロロキンを高用量，長期間投与することで，どのような薬害が発生したか．
1 神経障害
2 味覚障害

3　聴覚障害
4　臭覚障害
5　視覚障害

解説　クロロキンの薬害は，高用量で長期間投与すると網膜の色素上皮細胞に蓄積することが原因で視野狭窄症を引き起こすと考えられている．

正解　5

問題 4.20　ソリブジンと併用することで薬害が発生した医薬品はどれか．
1　メトトレキサート
2　5-フルオロウラシル
3　フェナセチン
4　クロラムフェニコール
5　イソニアジド

解説
1（誤）　相互作用しない．
2（正）　ソリブジンが腸内細菌によりブロモビニルウラシルとなる．ブロモビニルウラシルは5-フルオロウラシル構造類似体のため，5-フルオロウラシルのジヒドロピリミジンデヒドロゲナーゼによる代謝が抑えられ，血中濃度が増大し副作用を示す．
3（誤）　無関係．
4（誤）　無関係．
5（誤）　無関係．

正解　2

問題 4.21　サリドマイドの薬害は，次のうちどれか．
1　視野狭窄症
2　薬害エイズ

3 神経障害
4 奇形
5 呼吸器障害

解説 1（誤）クロロキンによる薬害.
2（誤）非加熱血液製剤による被害.
3（誤）神経系への障害はない.
4（正）サリドマイドは，催奇形性を発現する．サリドマイドのR体には，副作用の催奇形性はないが，体内で容易にラセミ化することがわかっている．サリドマイドは，多発性骨髄腫の治療薬（商品名サレド）として認可されたが，体内でラセミ化することを考え，ラセミ体で承認されている.
5（誤）呼吸器系への障害はない.

（正解）4

4.2.2 規 範

到達目標 GLP（Good Laboratory Practice），GMP（Good Manufacturing Practice），GCP（Good Clinical Practice），GPMSP（Good Post-Marketing Surveillance Practice）の概略と意義について説明できる．

問題 4.22 GLP について，正しい内容のものはどれか．
1 医薬品の承認申請に必要な薬効薬理試験の実施基準
2 医薬品の臨床試験についての実施基準
3 医薬品が市販されたあとで実施する基準
4 希少疾病用医薬品のみに適用される実施基準
5 医薬品の安全性に関する非臨床試験の実施基準

解説 1（誤）毒性試験である．

2（誤）　毒性試験である．
3（誤）　医薬品の承認申請に適用されるので，市販後ではない．
4（誤）　医薬品の承認申請には適用される．
5（正）

正解　5

問題 4.23 GMP について，正しい内容のものはどれか．
1　医薬品の安全性に関する実施基準
2　医薬品の製造管理と製品の品質を保証する基準
3　ジェネリック医薬品は GMP の適用はない．
4　希少疾病用医薬品は GMP の適用はない．
5　薬用化粧品は，GMP の適合が製造販売承認の要件である．

解説　1（誤）　GLP の説明．
2（正）
3（誤）　ジェネリック医薬品も適用される．
4（誤）　希少疾病用医薬品も適用される．
5（誤）　薬用化粧品は GMP の適用外である．

正解　2

問題 4.24 GCP について，正しい内容のものはどれか．
1　医薬品の安全性に関する実施基準である．
2　ジェネリック医薬品にも適用される実施基準である．
3　医薬品の臨床試験の実施に関する基準である．
4　希少疾病用医薬品には適用されない基準である．
5　医薬品の市販後調査に関する基準である．

解説　1（誤）　GLP に関する基準である．

2（誤）　ジェネリック医薬品には適用されない．
3（正）
4（誤）　希少疾病用医薬品にも適用される．
5（誤）　医薬品の市販後調査の基準は GPMSP（Good Post-Marketing Surveillance Practice）．

正解　3

5 臨床試験（治験）と承認

5.1 ◆ 治験の意義と業務

5.1.1 治験の意義（目的）と倫理

到達目標 治験に関してヘルシンキ宣言が意図するところを説明できる．

問題 5.1 治験を実施する目的と実施の際の倫理として正しいものはどれか．
1. 治験薬の有効性のみを評価するために治験を行う．
2. 治験ではヒトでの有効性を評価するため，動物での有効性のデータは必要でない．
3. 新薬開発のためには治験が必要であるので，被験者の同意は必要でない．
4. ヒトでの研究である治験は，医学の進歩において重要である．
5. 医学の進歩のためには，被験者の福利よりも科学的なことを優先する．

解説
1. （誤）有効性と安全性の両方を評価しなければならない．
2. （誤）動物実験や基礎実験において，有効性と安全性が確保された治験薬についてのみ治験を実施することができる．
3. （誤）被験者の同意のもとに治験は実施されなければならない．
4. （正）
5. （誤）被験者の福利と人権を優先させなければならない．

正解 4

問題 5.2 ヘルシンキ宣言に関する記述として正しいものはどれか.
1 動物を対象とする医学研究の倫理的原則である.
2 ヘルシンキ宣言は,世界薬学会総会で採択された.
3 治験を実施する場合,被験者の自由意志によるインフォームドコンセントが必要である.
4 治験実施計画書には科学的適正性のみを記載する.
5 GLP はヘルシンキ宣言をもとに作成された.

解説
1 (誤) ヒトに対する医学研究の倫理的原則である.
2 (誤) 世界医師会で採択された.
3 (正) ヘルシンキ宣言において,インフォームドコンセントという言葉が初めて使用された.
4 (誤) 治験実施計画書には科学的および倫理的妥当性の記載が必要である.
5 (誤) GCP は,ヘルシンキ宣言をもとにして作成された.

正解 3

5.1.2 治験の役割（GCP）と実施概要

到達目標 医薬品創製における治験の役割を説明できる.

問題 5.3 治験の必要な理由として正しいものはどれか.
1 治験薬の化学的安定性の評価
2 薬物動態の種差の評価
3 治験薬の剤型の探索
4 疾患原因遺伝子の探索
5 治験薬の作用機序の解明

解説 治験薬の物理化学的性質,動物での薬理試験の成績などを基に,ヒ

トにおける有効性と安全性および薬物動態を検証するのが治験である．したがって，治験薬の化学的安定性，剤型の評価や作用機序の解明，および疾患原因遺伝子の探索は，非臨床試験で行う．

正解　2

問題 5.4 治験の実施において従わなければならない基準はどれか．
1　GLP
2　GMP
3　GCP
4　GVP
5　GPSP

解説

1（誤）　Good Laboratory Practice の略で，非臨床試験の安全性に関する基準である．

2（誤）　Good Manufacturing Practice の略で，医薬品（医薬部外品）の製造管理および品質管理に関する基準である．

3（正）　Good Clinical Practice の略で，医薬品の臨床試験の実施基準である．

4（誤）　Good Vigilance Practice の略で，医薬品（医薬部外品，化粧品及び医療機器）の製造販売後の安全管理に関する基準である．

5（誤）　Good Post-marketing Study Practice の略で，医薬品の製造販売後の調査および試験の実施に関する基準である．

正解　3

問題 5.5 治験の推進において必要でないものはどれか．
1　治験実施計画書の作成
2　インフォームドコンセントの取得
3　安全性情報報告

4 モニタリング業務
5 治験薬の特許の取得

解説 治験の実施手順としては，治験依頼者が治験薬概要書と治験実施計画書を作成し，医療機関に治験を依頼する．医療機関は，治験審査委員会の承認後に実施契約を締結する．被験者からのインフォームドコンセントがなければ治験を実施することができない．また治験依頼者は，モニタリング業務を通して，治験の適正な実施，および安全性情報報告を，医療機関へ報告しなければならない．

正解 5

5.1.3 治験（Phase I，II，III）の種類と内容

到達目標 治験（第I，II，およびIII相）の内容を説明できる．

問題 5.6 一般に健常者を対象として安全性の推測を行う開発相はどれか．
1 第I相試験
2 前期第II相試験
3 後期第II相試験
4 第III相試験
5 第IV相試験

解説 第II相と第III相試験は患者が被験者であるのに対して，第I相試験は一般に健常者を対象として治験を実施する．ただし抗悪性腫瘍薬の治験では，第I相試験においても健常者を被験者とすることができない．

正解 1

問題 5.7 第Ⅱ相試験の分類として正しいものはどれか．
1 非臨床試験
2 臨床薬理試験
3 探索的試験
4 検証的試験
5 治療的使用

解説
1（誤）臨床試験（第Ⅰ～Ⅲ相試験）ではない．
2（誤）主に第Ⅰ相試験で行う．
3（正）主に第Ⅱ相試験で行う．
4（誤）主に第Ⅲ相試験で行う．
5（誤）第Ⅳ相試験で行う．

正解　3

問題 5.8 二重盲検法による比較対照試験を行う開発相はどれか．
1 第Ⅰ相試験
2 前期第Ⅱ相試験
3 後期第Ⅱ相試験
4 第Ⅲ相試験
5 第Ⅳ相試験

解説 第Ⅲ相試験では，有効性，安全性の検証のため，プラセボ（偽薬）または既存薬を対照とした二重盲検比較試験を実施する．

正解　4

5.1.4 治験業務組織の役割と責任

到達目標　治験業務に携わる各組織の役割と責任を概説できる．
治験における薬剤師の役割（治験薬管理者など）を説明できる．

問題 5.9　治験依頼者として治験業務に携わるのはどれか．
　　1　治験事務局
　　2　IRB
　　3　CRO
　　4　SMO
　　5　治験薬管理者

解説　1（誤）　治験が円滑に実施できるよう治験コーディネーターとしての業務を実行する．
　　2（誤）　Institutional Review Board の略で，医療機関の長の諮問により倫理的・科学的および医学的妥当性の観点から治験を実施できるか審査する．
　　3（正）　Contract Research Organization の略で，製薬企業からの委託を受けて，開発業務を推し進める企業である．
　　4（誤）　Site Management Organization の略で，臨床試験を行う医療機関に対してサポートする組織である．
　　5（誤）　医療機関の長の任命により，治験薬の一元管理を行う．

正解　3

問題 5.10　薬剤師では**実施することができない**治験業務はどれか．
　　1　治験薬管理者
　　2　治験審査委員会
　　3　CRO
　　4　治験責任医師

5 治験依頼者

解説 医薬品に関する知識を有する薬剤師は，治験薬の専門家として，治験薬管理者，治験事務局，治験審査委員会事務局，治験依頼者（CROを含む），被験者相談窓口などの業務に携わる．

正解　4

5.2 ◆ 医薬品の承認

5.2.1 承認申請のプロセス

到達目標 医薬品の販売承認申請から，承認までのプロセスを説明できる．

概 説
1 日本で医薬品を業として供給するには，厚生労働大臣に製造販売の承認申請を行い，その承認を得なければならない（薬事法第二条）．
2 製造販売業許可の取得（薬事法第十二条第2項）．
3 製造販売承認申請（薬事法第十四条）．
4 医薬品の承認申請提出資料：① 起源・発見の経緯，外国での使用状況，② 物理的・化学的性質，規格・試験方法，③ 原薬や製剤の安定性，④ 動物を使った毒性試験結果，⑤ 薬理作用，⑥ 薬剤の吸収・分布・代謝・排泄（体内動態の結果），⑦ 臨床試験の成績など（薬事法）．
5 （独）医薬品医療機器総合機構による申請資料の適合調査（薬事法第14条第3項，第5項）．データ確認作業・面接，薬事・食品衛生審議会での審議．
6 厚生労働大臣による承認．

5.2.2 市販後調査

到達目標 市販後調査の制度とその意義について説明できる．

問題 5.11 市販後調査を示す適切な略語はどれか．
 1 GLP
 2 GMP
 3 GPSP
 4 GVP
 5 GQP

解説 1（誤） Good Laboratory Practice の略で，非臨床試験の安全性に関する基準である．

2（誤） Good Manufacturing Practice の略で，医薬品（医薬部外品）の製造管理および品質管理に関する基準である．

3（正） Good Post-marketing Study Practice（Good Post-Marketing Surveilance Practice：GPMSP）の略で，医薬品の製造販売後の調査および試験の実施に関する基準である．

4（誤） Good Vigilance Practice の略で，医薬品（医薬部外品，化粧品および医療機器）の製造販売後の安全管理に関する基準である．

5（誤） Good Quality Practice の略で，医薬品，医薬部外品，化粧品および医療機器の品質管理の基準である．

正解 3

問題 5.12 市販後調査に関する記述について正しいものはどれか．
1 副作用報告制度，再審査制度，再評価制度の3つからなる．
2 市販後調査の目的は，安全性のみである．
3 市販後調査に関しては，医薬品の製造販売後安全管理基準（GPSP）に基づいて実施される．
4 市販後調査に関しては，製造販売後の調査および試験実施基準（GVP）に基づいて実施される．
5 市販後調査は，販売された医薬品の全てが対象となる．

解説 1（正）

2（誤） 目的は，品質・有効性・安全性の担保である．

3（誤） 医薬品の製造販売の安全管理基準は GVP（Good Vigilance Practice）である．

4（誤） 医薬品製造販売後の調査および試験の実施基準は GPSP（Good Post-marketing Study Practice）である．

5（誤） 厚生労働大臣が承認の際に指示した新医薬品・新医療機器

について行うものである．

正解　1

日本語索引

ア

アイソザイム 132
亜鉛フィンガーモチーフ 33
亜急性脊髄視神経末梢神経症 172
アクチノマイシンD 116
アクロレイン 114
アゴニスト 144, 145
アシクロビル 126
アジドチミジン 102
アジリジン骨格 49, 50
アスピリン 73, 126, 138
アセチルコリン 86, 88, 138
アセチルコリン受容体 41
アデニル酸 102
アデニン 13, 23, 101
アデノウイルスベクター 158
アデノ随伴ウイルスベクター 158
アドレナリン 78
アドレナリンα_1受容体 146
アトロピン 128, 146
アフラトキシン 114
アミノ酸
　構造 3
アラキドン酸 110, 138
アラビノース 101
アリセプト 162
アルギニン 2, 67

アルキル化剤 112
アルキルペルオキシラジカル 30
アルプレノロール 148
アロステリック拮抗薬 145
アロステリック部位 145
アロプリノール 126, 137
アンギオテンシンⅡ 141
アンギオテンシン変換酵素 70
アンタゴニスト 144, 145
α-アノマー 7
α-ヘリックス 3, 4
iPS細胞 158

イ

イオン結合 3, 65
イオンチャネル 134, 143
イソキサゾール 51
イソキノリン 48, 51
イソチアゾール 51
イソプレナリン 84
イソプロテレノール 84
イソロイシン 68
一次構造 4
一重項酸素 30, 31
一酸化窒素 30, 31
遺伝子組換え技術 157
遺伝子治療 157
イドクスウリジン 102, 112
イノシン酸 102
イプラトロピウム臭化物 90

イミダゾリン 51
イミダゾール 20, 51
イミダゾール環 19
医薬品
　コンポーネント 39
　承認 184
　製造 163
　創製 125
　品質管理 163
医薬品開発 159
医薬品創製
　歴史 125
インスリン 156
インスリンデテミル 103
インターカレーション 118
インターカレーター 115
インドール 20, 48, 51, 53, 55
インフォームドコンセント 178
ES細胞 158
in vitro スクリーニング 151
in vivo スクリーニング 151

ウ

ウラシル 13, 23, 101

エ

エストラジオール 141
エストラジオール安息香酸エステル 95

日本語索引

エストリオール　97
エストロゲン受容体　41
エデト酸カルシウム二ナトリウム水和物　97
エトポシド　113
エナンチオマー　5, 147
エピネフリン　78
エフェドリン
　立体異性体　85
エリオン　125
エリスロマイシン　115, 122
エルカトニン　106
エールリッヒ　125
塩基性官能基　43
塩基性芳香族複素環化合物　52
塩基対形成　23
エンケファリン　142
塩酸ドネペジル　162

オ

オキサゾール　51
オキサペネム　121
オキシラン骨格　49
オクスプレノロール　148
オゾン　30
オータコイド　107
オピオイド受容体　41, 146
オーファンドラッグ　168
オフロキサシン　149
オメプラゾール　73, 74, 120, 137
オレイン酸　16

カ

鍵と鍵穴　35
核酸　11
核酸塩基　22
核酸代謝拮抗物質　100

化合物ライブラリー　152
過酸化水素　30
活性酸素　28
カテコールアミン　77
カプトプリル　70, 104
カルバセフェム　121
カルボキシ基　71
カルボキシペプチダーゼ　119
カルボニル基　71
カルモジュリン　26
カルモフール　101
環境保全　163
ガンシクロビル　103
完全アゴニスト　146
カンデサルタンシレキセチル　141
官能基　42
間葉系幹細胞　158
カンレノ酸カリウム　95
γ-アミノ酪酸　141

キ

キチン　9
拮抗薬　145
キナゾリン骨格　49
キヌクリジン　50
キノホルム　172
キノリン　51, 53, 61
キノロン骨格　49
キノン　25
規範　172, 174
キモトリプシン　35, 37
求核試薬　59
求電子試薬　55
競合的アンタゴニスト　145
共有結合　3, 70
キラルスイッチ薬品　148
金属イオン　26

ク

グアニン　13, 23, 101
組換え体医薬品　154
グラニセトロン　147, 148
クラビット　162
グリコーゲン　8
N-グリコシド結合　10
O-グリコシド結合　10
グリセロリン脂質　14, 17
グリーンケミストリー　164
グルカゴン　156
グルコース　7
グルタミン酸　2
クロニジン　82, 140
クロルプロマジン　142
クロロキン　172
クロロピリジン　62
クロロフィル　26, 28

ケ

ゲノム情報　154
ゲンチオビオース　7

コ

コア構造　39
抗コリン薬　92
合成抗コリン作用薬　93
酵素　34
構造多糖　9
酵素阻害薬　135
酵素反応　35
抗TNFα抗体　156
骨粗鬆症　97
コバルト　28
コリンエステラーゼ　87, 89
コレステロール　94
コンビナトリアルケミスト

日本語索引　**189**

リー　152

サ

再生医療　157, 158
サイトカイン　157
錯体　26
作動薬　145
作用薬　145
サリシン　126
サリチル酸　126
サリドマイド　173
サリン　88
サルバルサン　125
サルブタモール　81, 140
サルポグレラート　147
三次構造　4
酸性極性基　43

シ

ジアステレオマー　5
ジェネリック医薬品　167
ジクマロール　128
シクロオキシゲナーゼ　73
シクロスポリン　112
シクロホスファミド　114
ジクロロイソプレナリン　80
ジゴキシン　97
脂質　14, 16
システイン　1
シスプラチン　116
ジスルフィド結合　3, 66, 71, 72, 104
ジダノシン　103
疾患別医療費　161
疾患別死亡率　160
シード化合物　129
　探索法　130
シトシン　13, 23, 101
ジドブジン　102, 138

市販後調査　184
ジヒドロピラン　51
ジヒドロピリジン　51
ジフェンヒドラミン　134, 146
脂肪族複素環　48
脂肪族不飽和複素環化合物　51
脂肪族飽和複素環化合物　50
ジムロート冷却管　155
シメチジン　126, 134
遮断薬　145
臭化エチジウム　117
受容体拮抗薬　134
承認　177
承認申請　184
シルデナフィル　133
シロスタゾール　133

ス

水素結合　3, 69
スキサメトニウム　128
スクリーニング
　対象　152
　分類　150
スクリーニング化合物　152
スクロース　7
スチルベストロール　40
ステアリン酸　16
ステロイド　94, 99
ストレプトマイシン　122
スーパーオキシド　29, 30
スーパーオキシドジスムターゼ　29
スピロノラクトン　96
スフィンゴシン　17
スフィンゴミエリン　15, 17
スフィンゴリン脂質　17
スルファニル基　43, 70,

71

セ

生体アミン　20
生体高分子　65
生体ダイナミクス　34
生体分子
　化学構造　1
生体膜　16
生物活性
　立体異性体　147
セファクロル　122
セフェム　121
セミキノン　25
セリン　67
ゼルチュルナー　126
セルロース　9
セロトニン　20, 108
セロトニン再取込み阻害薬
　（SSRI）144
セロトニン受容体　146
セロビオース　7
前臨床試験　162

ソ

造血幹細胞　158
相互作用
　イオンチャネル　134
　酵素　134
　受容体　134, 142
　標的生体分子　131
疎水性アミノ酸　1
疎水性相互作用　3, 65
ソリブジン　172, 173

タ

第Ⅰ相試験　180
第Ⅲ相試験　181
代謝拮抗薬　136
第Ⅱ相試験　181

タキソール　149
タクロリムス水和物　162
タケプロン　162
多糖類　8
タモキシフェン　141
単糖類　7
タンパク質　1
　高次構造　3
　脱リン酸化　38
　リン酸化　37

チ

チアゾリジン骨格　50
チアゾール　51, 62
チアミン　21
チオテパ　112
チオフェン　51, 53
治験
　意義　177
　種類　180
　役割　178
治験依頼者　183
治験業務　182
治験事務局　182
治験審査委員会　182
治験責任医師　182
治験薬管理者　182
チチバビン反応　62
窒素酸化物　32
チミジル酸合成酵素　136
チミン　13, 23, 101
中性極性官能基　43
中性疎水性基　43
中性無極性基　43
貯蔵多糖　8
L-チロシン　78
Chichibabin 反応　62

ツ

ツボクラリン　128, 147

テ

ディスタマイシン　115
デオキシ核酸　13
2′-デオキシ-D-リボース　13
テガフール　101
デキサメタゾン　98
テストステロンエナント酸エステル　97
テストステロンプロピオン酸エステル　95
鉄　27
テトラサイクリン　122
テトラヒドロフラン　50
テトラヒドロリプスタチン　76
デンプン　8
DNA リポソーム複合体ベクター　158

ト

糖質コルチコイドアナログ　95
糖タンパク質　9, 10
糖類　5
ドセタキセル　127
特許　165
ドネペジル　138
L-ドーパ　78
ドパミン　78
ドブタミン　83
トポイソメラーゼⅡ　113
トランスペプチダーゼ　119
トランスポーター　143
トリアシルグリセロール　16
トリグリセリド　16
トリプトファン　20, 108
トレオニン　2
ドロキシドパ　148
トロパン　50
トロピセトロン　148

ナ

ナイアシン　21
ナイトロジェンマスタード　114

ニ

ニコチン　40
ニコチンアミド　21
ニコチン酸　21
二次構造　4
二重盲検法　181
二重らせん構造　13
二糖類　8

ヌ

ヌクレオシド　12
ヌクレオチド　11, 12

ネ

ネビラピン　135

ノ

ノルアドレナリン　78, 140
ノルエピネフリン　78

ハ

バイオ医薬品　154
ハイスループットスクリーニング　130
パクリタキセル　127, 149
バクロフェン　141
パラチオン　88

日本語索引

バリデーション 164
バリン 68
パルミチン酸 16
ハロペリドール 140
π過剰系複素環 54
π過剰系芳香族複素環 55, 58, 62
π過剰系芳香族複素環化合物 53
π欠如系複素環 54
π欠如系芳香族複素環 56, 58, 59, 62
π欠如系芳香族複素環化合物 48
π-π相互作用 66
Haworth式 7

ヒ

非可逆的拮抗薬 145
非競合的アンタゴニスト 145
非共有結合 3, 65
ヒスタミン 20, 107, 134
ヒスタミン受容体 133
ヒスタミンH_2受容体 146
ヒスチジン 20, 108
ヒスチジン脱炭酸酵素 108
ビタミン 21
ビタミンB_1 21
ビタミンB_2 21
ビタミンB_6 21
ビタミンB_{12} 26, 28
ヒッチングス 125
ヒドロキシ基 71
ヒドロキシラジカル 29, 30
ヒドロキノン 25
ヒドロペルオキシラジカル 30
ピペラジン 50

ピペリジン 50
ヒポキサンチン 101, 137
標準操作手順書（SOP） 164
標的生体分子 131
ピラジン 51
ピラゾール 51
ピリジン 20, 51, 57, 60
ピリダジン 51
ピリドキシン 21
ピリミジン 20, 51
ピリミジン塩基 23
ピリミジン環 13
非臨床試験 162
ピロカルピン 40, 88
ピロリジン 48
ピロール 20, 48, 51, 53, 55, 62

フ

ファーマコフォア 39, 41, 45
ファモチジン 146
ファンデルワールス相互作用 3
ファンデルワールス力 69
フィゾスチグミン 92
フェニルアラニン 67
L-フェニルアラニン 78
フェニレフリン 82, 140, 146
フェノチアジン骨格 49
フェーリング試薬 6
副交感神経遮断薬 92
複合脂質 17
複素環 19, 45
  基本構造 47
複素環化合物 45, 46, 47
ブチルスコポラミン臭化物 90
プテリジン骨格 50

ブトキサミン 83
ブトロピウム臭化物 91
部分アゴニスト 146
不飽和脂肪酸 16
プラゾシン 83
ブラック 126
プラバスタチン 138, 162
プラリドキシム 89
フラン 51, 53, 62
プリン塩基 23
プリン環 13
プリン骨格 50
5-フルオロウラシル 172, 173
フルオロウラシル系抗悪性腫瘍薬 136
フルボキサミン 144
ブレオマイシン 112
プレドニゾロン 98
フレミング 125
プログラフ 162
プロゲステロン 95
プロスタグランジン 109
ブロッカー 145
プロテインキナーゼ 38
プロトンポンプ阻害薬 73
  作用機序 74
プロネタロール 80
プロプラノロール 80, 126, 140, 146
プロリン 20, 68
Fenton反応 30
Fischer投影式 5, 7

ヘ

ベタメタゾンリン酸エステルナトリウム 97
ペチジン 128
ヘテロ原子 48
ペニシリン 125
ペニシリンG 74

日本語索引

ペプチド　103
ペプチド系抗生物質　105
ペプチド結合　72
ヘモグロビン　5, 27
ヘルシンキ宣言　178
ベンズイミダゾール骨格　49
ベンゾジアゼピン骨格　49
ベンゾチオフェン　51
ベンゾフラン　51
ベンゾ[a]ピレン　117
ペンタゾシン　127
β-アノマー　7
β-シート　3, 4
β-ターン　4
β-ラクタム　118
β-ラクタム系抗生物質　作用機序　75

ホ

芳香族複素環化合物　48, 52
芳香族π過剰系複素環化合物　51
芳香族π欠如系複素環化合物　51
飽和脂肪酸　16
補酵素　21
ホスファチジルイノシトール　15
ホスファチジルコリン　15, 17
ホスファチジルセリン　15
ホスホグリセリド　17
ポドフィロトキシン　113

マ

マイケル付加反応　75
マイトマイシンC　72, 116

作用機序　73
マルトース　7
Maxam-Gilbert 法　114

ミ

ミコナゾール　40
ミルリノン　133

ム

ムスカリン性アセチルコリン受容体　146

メ

メサドン　40
メバロチン　162
メルカプト基　43, 71
メルカプトプリン　126
Meisenheimer 型 中 間 体　62

モ

モノバクタム　121
モルヒネ　126, 127, 142
モルホリン　48, 50

ヤ

薬害　172
薬価　165
薬効別売上ランキング　161

ユ

有用性加算　165

ヨ

葉酸　21

葉緑素　28
四次構造　5

ラ

ラクトース　7
ラセミックスイッチ薬品　149
ラベタロール　89, 92
ランソプラゾール　162
ランダムスクリーニング　150

リ

リシン　2, 68
立体異性体
　生物活性　147
リード化合物　129
　探索法　130
リノール酸　16
リバビリン　103
リボ核酸　13
リボフラビン　21
硫酸ジメチル　113
リン脂質　16
臨床試験　177
倫理　177

ル

類似薬効比較方式　165

レ

レトロウイルスベクター　158
レボドパ　148
レボフロキサシン　122, 149, 162

ロ

ロイシン 2, 68

ワ

ワルファリンカリウム 128

外国語索引

A

ACE 70
acetylcholine 88
adenine 101
adenylic acid 102
adrenaline 78
agonist 145
allosteric antagonist 145
AMP 133
antagonist 145
arabinose 101

B

betamethasone sodium
  phosphate 97
bFGF 156
blocker 145
butropium bromide 91

C

calciumdisodium edetate
  hydrate 97
cAMP 133
carmofur 101
catechol O-methyl
  transferase 81
choleterol 94
COMT 81
Contract Research
  Organization 182
CRO 182
cytosine 101

D

dichloroisoprenaline 80
digoxin 97
DNA 13, 22
L-DOPA 78
dopamine 78
d-TTP 138

E

epinephrine 78
estradiol benzoate 95
estriol 97

F

full agonist 146

G

GCP 175, 179
GLP 174, 179, 184
GMP 164, 175, 179, 184
Good Clinical Practice 179
Good Laboratory Practice
  179, 185
Good Manufacturing
  Practice 179, 185
Good Post-marketing Study
  Practice 179, 185
Good Vigilance Practice
  179, 185
GPSP 179, 184
guanine 101

GVP 179, 184

H

high throughput screening
  130
histamine 107
histidine 108
HMG-CoA 138
HTS 130
hypoxanthine 102

I

inosinic acid 102
Institutional Review Board
  182
ipratropium bromide 90
IRB 182

L

L-DOPA 78
levodopa 78

M

MAO 81
monoamine oxidase 81

N

noradrenaline 78
norepinephrine 78

O

omeprazol 74

P

PAF 15, 17
PAM 89
partial agonist 146
penam 120
penicillin 120
PG 109
L-phenylalanine 78
PMS 184
Post-Marketing Surveillance 185
potassium canrenoate 95
PPI 73
progesterone 95

pronethalol 80
proton pump inhibitor 73

R

RNA 13

S

scopolamine butylbromide 90
selective opitimization of side activities 150
serotonin 109
Site Management Organization 182
SMO 182
SMON 172
SOD 26
SOP 164

SOSA 150
SSRI 144
subacute myelo-optico-neuropathy 172

T

tegafur 101
testosterone enanthate 97
testosterone propionate 95
thymine 101
L-tryptophan 109
L-tyrosine 78

U

uracil 101

CBT 対策と演習
医薬品化学

定 価（本体 1,800 円 + 税）

編 者	薬 学 教 育 研 究 会	平成 21 年 10 月 20 日 初版発行©
発行者	廣 川 節 男 東京都文京区本郷3丁目27番14号	

発 行 所　株式会社　廣 川 書 店

〒 113-0033　東京都文京区本郷 3 丁目 27 番 14 号
〔編集〕電話 03(3815)3656　FAX 03(5684)7030
〔販売〕　　 03(3815)3652　　　 03(3815)3650

Hirokawa Publishing Co.
27-14, Hongō-3, Bunkyo-ku, Tokyo